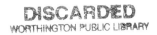
Cómo Curar
la Artritis

Si este libro le ha interesado y desea que lo mantengamos
informado de nuestras publicaciones, puede escribirnos a
comunicacion@editorialsirio.com,
o bien registrarse en nuestra página web:
www.editorialsirio.com

Título original: THE NEW ARTHRITIS CURE: ELIMINATE ARTHRITIS AND FIBROMYALGIA PAIN PERMANENTLY
Traducido del inglés por inglés por Antonio Luis Gómez Molero
Diseño de portada: Editorial Sirio, S.A.

© de la edición original
2009, Bruce Fife

© de la presente edición
EDITORIAL SIRIO, S.A.

EDITORIAL SIRIO, S.A.	NIRVANA LIBROS S.A. DE C.V.	ED. SIRIO ARGENTINA
C/ Rosa de los Vientos, 64	Camino a Minas, 501	C/ Paracas 59
Pol. Ind. El Viso	Bodega nº 8,	1275- Capital Federal
29006-Málaga	Col. Lomas de Becerra	Buenos Aires
España	Del.: Alvaro Obregón	(Argentina)
	México D.F., 01280	

www.editorialsirio.com
sirio@editorialsirio.com

I.S.B.N.: 978-84-16233-32-8
Depósito Legal: MA-16-2015

Impreso en Imagraf Impresores, S. A.
c/ Nabucco, 14 D - Pol. Alameda
29006 - Málaga

Impreso en España

Dr. Bruce Fife

Cómo Curar
la Artritis

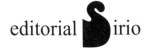
editorial Sirio

Capítulo 1

LA ARTRITIS TIENE CURA

«¡Los resultados son extraordinarios! —exclama Barbara—. Llevaba diez años con dolor crónico». Tras seguir durante solo cuatro semanas el programa de este libro, afirma:

> Estos son los resultados que he observado hasta ahora. La compresión del nervio y el pie pendular (incapacidad de levantar el pie a la altura del tobillo) han *desaparecido* y están documentados. *Reversión* documentada de la osteoartritis de la columna vertebral y las rodillas. *Evité* pasar por una quinta operación de columna y la amenaza de una segunda fusión. *Recuperé* mi capacidad para hacer ejercicio. Puedo bajar unas escaleras *sin* dolor, sin cojear ni arrastrar la pierna.

¡Además soy capaz de caminar más de tres kilómetros sin que me duela la rodilla! Mis problemas anteriores están bien documentados mediante resonancias magnéticas y exploraciones PET que mostraban la compresión del nervio, la falta de reflejo del tobillo, el pie pendular y la incapacidad para resistir presión hacia abajo sobre el pulgar del pie y sobre el pie. Luego, tan solo cuatro semanas más tarde, tuve una EMG perfectamente normal; podía levantar el pie al andar, y tenía un reflejo del tobillo normal y bastante fuerza en el pulgar, el pie y el tobillo. La cuestión es que todo esto está tan bien documentado que mis médicos se quedaron totalmente sorprendidos y se mostraron muy interesados. El médico que me hizo la EMG quería que le dijera el nombre de tu libro, y mi cirujano también.

Sylvia tuvo una experiencia parecida. Dice lo siguiente:

He estado sufriendo de artritis en las rodillas como mínimo durante los diez últimos años, y de dolor en la zona lumbar al menos dos décadas. He probado varios medicamentos alopáticos y conseguí un alivio temporal. Empecé con tu programa y observé cómo se producían cambios milagrosos. En cinco días mi artritis de rodillas y el dolor de la zona lumbar estuvieron *completamente* curados. ¡Es sencillamente increíble!

«Empecé hace unos meses —cuenta Tracy—. La artritis de los dedos ha desaparecido y no ha vuelto a afectarme. También han desaparecido otros dolores crónicos aparte de los que sufría en los dedos».

¿Padeces osteoartritis, artritis reumatoide, gota o fibromialgia? Si es así, en esta obra puedes encontrar la solución que estabas buscando.

El título del libro, *Cómo curar la artritis*, es una afirmación bastante osada ya que promete «curar» una enfermedad que la ciencia médica aún no ha logrado entender del todo, y mucho menos curar. Pero es un título completamente acertado. La información que encontrarás aquí puede proporcionarte una cura completa, o al menos una mejora significativa, de la mayoría de las formas de la artritis.

¿Cómo puedo hacer una afirmación tan atrevida cuando ningún otro libro o tratamiento se acercan siquiera a dar una solución? La razón es que la mayoría de los médicos cree que la artritis es incurable. No entienden la causa; por consiguiente, no saben dónde buscar el remedio.

En este libro aprenderás qué es exactamente lo que causa la artritis y qué puedes hacer para curarla. Este método funciona porque trata la raíz del problema, no los síntomas. Una vez que se solucionan los factores que la causan, ¡la enfermedad desaparece! Así de sencillo.

Existen muchos métodos para tratar la artritis, tanto con la medicina tradicional como de forma alternativa. En la primera, el tratamiento se centra en aliviar los síntomas con medicamentos antiinflamatorios y calmantes. Este enfoque no se ocupa de solucionar el problema; tan solo enmascara los síntomas mientras la enfermedad progresa y se agrava. Llega un momento en que el enfermo queda impedido o tiene que somcterse a un procedimiento de cirugía invasiva, una medida lamentable y drástica para un problema que tiene una solución sencilla.

Los remedios naturales o alternativos adoptan un enfoque diferente. Su filosofía básica es que si mejoras la salud de la totalidad del individuo, los propios poderes de recuperación del cuerpo podrán encargarse de la cura. Aunque esta perspectiva es acertada, se pueden adoptar diversos enfoques para mejorar la salud con distintos grados de éxito. Seguir una dieta sana es un elemento fundamental para mejorar la salud. Pero ¿en qué consiste una dieta sana? Para algunos, en una dieta vegetariana baja en calorías, mientras que para otros se trata de una dieta moderada en grasas y baja en hidratos de carbono. Y todavía hay otros que proclaman las virtudes de la dieta macrobiótica, una dieta acorde con el grupo sanguíneo o cualquiera de la infinidad de dietas que cada cierto tiempo se ponen de moda. ¿Qué dieta elegirías tú?

Aunque tengas la suerte de elegir una dieta que realmente te ayude a mejorar tu salud, no hay ninguna garantía de que esto por sí solo te proporcione una cura. A menudo, en casos en los que una enfermedad degenerativa como la artritis se ha vuelto crónica, la dieta por sí sola no es suficiente para revertir todo el daño y lograr una recuperación completa en un periodo de tiempo razonable. Hace falta algo más para estimular la reparación y acelerar la curación.

Existen un sinfín de remedios naturales que aparentemente ayudan a quienes padecen artritis, como por ejemplo comer ajo crudo o beber soluciones de vinagre y miel. Al parecer, estos remedios caseros funcionan en algunos casos, o por lo menos alivian los síntomas. Sin embargo, aun cuando funcionen, no proporcionan un alivio duradero porque no se ocupan de la causa subyacente. Estos remedios deben usarse a diario para impedir que los síntomas vuelvan a reproducirse.

También se emplean métodos de desintoxicación y ayuno. Desde hace mucho tiempo se sabe que los ayunos en los que solo se consume agua o zumos son eficaces para reducir los síntomas asociados con la artritis. Esto está bien documentado en publicaciones de estudios médicos. No obstante, en el momento en que termina el ayuno y el paciente vuelve a su alimentación normal, la artritis regresa. Solo cuando al ayuno le sigue una dieta compuesta principalmente por alimentos naturales, frescos (en vez de cereales refinados, dulces y alimentos envasados), hay alguna esperanza de mantener la artritis a raya. Pero hace falta seguir con la dieta durante toda la vida; de lo contrario, es probable que la enfermedad se reproduzca.

Como la artritis puede controlarse por medio de una dieta estricta, algunos investigadores han propuesto que se produce como resultado de una reacción alérgica. Algo en la dieta causa la enfermedad. Esto no se ha comprobado nunca, y como verás en este libro, las alergias no son la causa. Aunque las alergias alimenticias pueden predisponer a la artritis, o agravarla, lo hacen al interferir en la función inmunitaria y deprimirla.

La única manera de conseguir una cura permanente para esta enfermedad es tratar su causa subyacente. Lo curioso es que la ciencia conoce la causa desde hace más de cien años. Desde principios del siglo xx los investigadores observaron una estrecha relación entre artritis e infección. Los microorganismos invaden el tejido articular, causando inflamación, lesiones y dolor: los síntomas habituales de la artritis. Alteran la composición química de la sangre, produciendo todos los marcadores que utilizan los médicos para categorizar las varias formas de artritis.

Se han identificado docenas de bacterias, virus y hongos que pueden invadir los tejidos de las articulaciones y causar artritis. Estos microorganismos han aparecido en la sangre y en los tejidos articulares de quienes sufren las formas de artritis más comunes, entre ellas la osteoartritis, la artritis reumatoide y la gota. Existe incluso una conexión entre infección y fibromialgia.

Es bien conocido el hecho de que las infecciones agudas como la enfermedad de Lyme, la gonorrea, la salmonela, la neumonía y otras parecidas pueden causar artritis, y con frecuencia lo hacen. La artritis se desarrolla durante la aparición de la enfermedad, o al poco tiempo de que aparezca. A menudo después de que se controle la infección sistémica y la salud se restablezca, la artritis continúa y se vuelve crónica, un efecto residual de la infección. Lo que hasta ahora no había sido tan evidente es que las infecciones menos fuertes o menos notables también pueden provocar una artritis crónica. Las infecciones del conducto urinario, las causadas por hongos (cándida), la gripe, e incluso las periodontales (dentales) pueden activar los procesos que conducen a la artritis.

El hecho de que la infección sea una de las causas principales de la artritis no es algo nuevo, ni siquiera controvertido. La cuestión que de verdad nos interesa es cómo la tratamos. Hasta ahora el tratamiento ha consistido casi enteramente en medicamentos antiinflamatorios y calmantes, que no hacen absolutamente nada para detener la enfermedad. También se han usado antibióticos con diferentes grados de éxito. Pero aun así, como descubrirás enseguida, no son la solución.

Conocer la causa nos permite formular un plan de acción, un «plan de batalla contra la artritis», por así decirlo, para detener su avance y potenciar la regeneración y la recuperación. Sí, la artritis tiene cura. En este libro verás las pruebas de la conexión con la infección y descubrirás cómo y por qué afectan las infecciones a la salud de las articulaciones. Y lo que es más importante, te mostraré los pasos que debes dar con el fin de detener el proceso de la enfermedad y recuperar la salud.

Capítulo 2

LAS MÚLTIPLES CARAS DE LA ARTRITIS

A l tratar a pacientes con artritis, la mayoría de los médicos se encogen de hombros y se resignan a lo inevitable: se limitan a recetarles fármacos calmantes y antiinflamatorios. Los textos médicos afirman que no hay cura para la mayoría de los tipos de artritis. El tratamiento se centra en aliviar los síntomas, no en curar la afección. El problema al que se enfrentan los médicos al tratar la artritis es que, aunque existen muchas teorías, realmente no saben lo que la causa. Si no conocen la causa, no saben dónde buscar el remedio. Por tanto la pregunta es: ¿se puede curar la artritis? La respuesta es un sí rotundo. La artritis puede curarse. La ciencia ha identificado la causa y conoce la cura. Estos datos no están ocultos ni son desconocidos, aunque tampoco se les ha dado una amplia difusión. Hasta ahora la mayor parte de la comunidad médica ha hecho oídos sordos a estas fascinantes investigaciones que están desvelando los secretos de la artritis.

Por lo general los médicos son exageradamente cautos y extraordinariamente lentos cuando se trata de reconocer y aceptar nuevas teorías que contradigan los dogmas establecidos o las creencias a las que están aferrados. Muchos han desarrollado sus carreras basándose en dichas creencias, y la idea de abandonarlas en favor de nuevas teorías suscita una resistencia tenaz. Los cambios profundos en el pensamiento médico suelen llevar décadas e incluso una generación o dos antes de ser aceptados a nivel general. A menudo la aceptación se va produciendo de médico en médico, hasta que llega un día en el que todos asumen el nuevo concepto y les resulta obvio.

Ahora mismo hay una cura para la artritis, o al menos para la mayoría de sus formas. No tienes que esperar durante décadas, o toda una generación, hasta que la comunidad médica se ponga al día. Puedes empezar en este preciso momento y curarte en cuestión de semanas o meses. En este programa no hay nada que sea perjudicial, doloroso o caro, de manera que por intentarlo no tienes nada que perder. Solo en los casos graves habrá que hacer un trabajo más extensivo para conseguir una cura permanente. Así que, ¿qué puedes perder? Solo el dolor y la inmovilidad.

¿Cómo son las articulaciones?

Las articulaciones se forman en el punto en que dos huesos se conectan. Todos tus huesos, excepto uno (el hioides del cuello), forman articulaciones con otros huesos. Las articulaciones los mantienen juntos y permiten al cuerpo moverse. El cuerpo humano adulto tiene doscientos seis huesos con más de doscientas treinta articulaciones movibles (todas las cuales son áreas potenciales para la artritis). Existen tres tipos básicos de articulaciones: *fijas*, *movibles ligeramente* y *movibles libremente*. Las fijas, como las suturas del cráneo, no permiten el movimiento. Las ligeramente movibles permiten solo una pequeña amplitud de movimiento. Las vértebras están conectadas por este tipo de articulaciones y también los dientes. Aunque parecen ser inamovibles, los dientes se mueven lo justo para que sintamos lo fuerte que están mordiendo y si tenemos comida adherida entre ellos. Por último, las que se mueven libremente actúan como bisagras, palancas y ejes, y nos permiten doblarnos, permanecer de pie, correr, caminar, saltar, arrodillarnos, agarrar, tirar y realizar cualquiera de los innumerables movimientos que efectuamos diariamente. La mayor parte de las articulaciones del cuerpo son movibles.

Cada articulación es una unidad compleja de hueso, cartílago, ligamento y otras estructuras que hacen posible el movimiento. Rodeando toda la articulación está la *cápsula articular*, formada por un tejido conectivo resistente y fibroso y firmemente sujeta al eje de cada hueso para proporcionar una cubierta sobre la articulación. Dentro de esta cápsula se encuentra *la membrana sinovial*, repleta de un líquido gelatinoso, llamado *líquido sinovial*, que actúa como lubricante de la articulación. Los ligamentos son estructuras en forma de cuerdas hechas del mismo tejido conectivo resistente de la cápsula articular y unen los dos huesos. Los huesos están cubiertos por una capa de cartílago (denominada *cartílago articular*) que actúa como almohadilla amortiguadora y protectora para impedir que los huesos entren en contacto directo entre sí.

El líquido sinovial lubrica la unión entre el cartílago del extremo de cada hueso para permitir un movimiento más cómodo (ver las ilustraciones de la página 20).

UNA MIRADA A LA ARTRITIS

La artritis afecta a millones de personas en todo el mundo, entre ellos a uno de cada cinco adultos de los Estados Unidos. Es la enfermedad discapacitante más extendida en este país, en el que cerca del 50% de los adultos de sesenta y cinco años o más se les ha diagnosticado la enfermedad. Además, se estima que unos 294.000 (1 de cada 250) menores de dieciocho años sufren algún tipo de artritis.

A la artritis también se la llama *enfermedad degenerativa de la articulación*. La palabra «artritis» significa «inflamación de articulación». En realidad no es una sola enfermedad sino un grupo de enfermedades cuyas características comunes son el dolor, la inflamación y el movimiento limitado de las articulaciones. Hay más de cien dolencias que afectan a las articulaciones. Los dos tipos más comunes de artritis son la osteoartritis y la artritis reumatoide.

El término «artritis» se usa ampliamente de forma incorrecta y con frecuencia se aplica a diversos dolores y molestias en casi cualquier parte del cuerpo. Por tanto, un médico debe hacer el diagnóstico para identificar con exactitud la enfermedad. La artritis puede afectar a cualquier articulación pero es más común en las rodillas, las muñecas, los codos, los dedos de las manos y los pies, las caderas y los hombros. El cuello y la espalda pueden también volverse artríticos. Sin embargo, si sientes dolor en una articulación, puede que no siempre indique artritis, porque la estructura de la articulación está formada también por otros elementos, como los ligamentos y los tendones.

La artritis puede afectar a una articulación o a muchas. Los síntomas de artritis crónica son dolor, inflamación, rigidez y deformidad en una o más articulaciones, que pueden aparecer de repente o de forma gradual. Las víctimas sienten molestias y dolores que van desde una sensación punzante, de ardor, hasta un dolor opresivo. Mover la articulación afectada normalmente duele, aunque a veces es solo rigidez.

El dolor suele aumentar al exponerse al frío y la humedad. Otros factores que influyen en esta afección son una dieta deficiente, la falta de ejercicio, el sobrepeso, las infecciones, las lesiones o el hecho de someter la articulación a una tensión constante. Las formas más habituales de artritis son las que describo a continuación. Mientras lees las descripciones de cada una, busca las semejanzas entre ellas. Aquí descubrirás la causa subyacente de las formas principales de artritis.

Osteoartritis

La osteoartritis es, con diferencia, la forma más habitual de artritis, ya que abarca aproximadamente el 80% de todos los casos. Si tienes artritis, lo más probable es que sea osteoartritis. El riesgo de desarrollarla aumenta con la edad. Afecta a alrededor del 2% de la población menor de cuarenta y cinco años, al 30% entre los cuarenta y cinco y los sesenta y cuatro, y del 50 al 85% de los mayores de sesenta y cinco, a muchos de los cuales no se les ha diagnosticado.

A la osteoartritis se la suele considerar una enfermedad articular *no inflamatoria*, porque no siempre conlleva

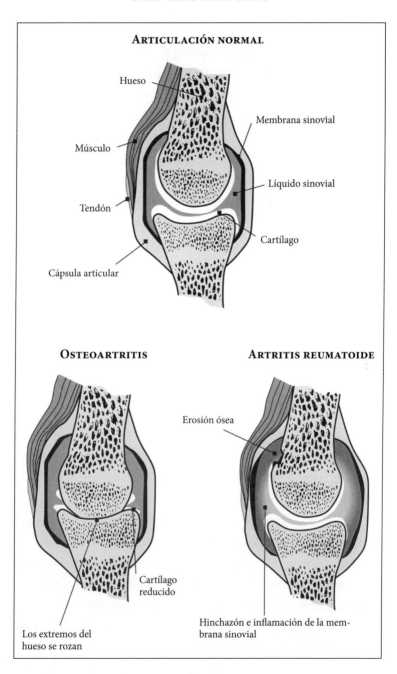

ARTICULACIÓN NORMAL

Hueso

Membrana sinovial

Músculo

Líquido sinovial

Tendón

Cartílago

Cápsula articular

OSTEOARTRITIS

ARTRITIS REUMATOIDE

Erosión ósea

Cartílago
reducido

Los extremos del
hueso se rozan

Hinchazón e inflamación de la membrana sinovial

inflamación. Aunque esta puede estar presente y con frecuencia se prescriben fármacos antiinflamatorios, no es tan pronunciada como en las otras formas de artritis.

La osteoartritis es una afección degenerativa y a menudo ha sido considerada una enfermedad de la edad avanzada. Se caracteriza por el desgaste o la degeneración del cartílago en los extremos del hueso, con lo cual un extremo del hueso roza contra otro, causando rigidez y, en ocasiones, dolor. La enfermedad ataca con más frecuencia a las articulaciones que soportan peso o sufren un gran desgaste y deterioro, como las rodillas, las caderas, la zona inferior de la columna, y los dedos de los pies y de las manos, que son las primeras en experimentar los síntomas. Normalmente se denomina artritis de «desgaste y deterioro». Los médicos suelen decir que es consecuencia de la edad y que es inevitable e incurable.

Aunque el riesgo de desarrollar la osteoartritis aumenta con la edad, no es una parte normal del proceso de envejecimiento y no está causada solo por el hecho de cumplir años. Mucha gente vive una vida larga sin desarrollar nunca esa afección. Sabemos que hay diferencias notables entre las articulaciones y los cartílagos afectados por la osteoartritis y los que simplemente han envejecido de manera normal.[1] El deterioro que forma parte de un proceso normal de envejecimiento se produce uniformemente en todas las articulaciones; en la osteoartritis ocurre en las superficies que soportan peso. El envejecimiento muestra cambios físicos y químicos mínimos en el cartílago y en el hueso. En la osteoartritis se producen cambios físicos, químicos y degenerativos importantes en ellos.

Aunque la edad, la tensión y el traumatismo son factores que influyen en la causa de la osteoartritis, los médicos siguen sin conocer la verdadera causa.

Desde principios del siglo XX los investigadores han sospechado que la causa subyacente son unos organismos infecciosos.[2] En estudios realizados con seres humanos y con animales, se ha identificado que la osteoartritis está causada por varias formas de bacterias, entre ellas la salmonela y los estreptococos.[3] No obstante, los médicos aún no han aceptado esta idea. La razón de esto es que en muchos casos no se han identificado de forma concluyente los organismos infecciosos.

La osteoartritis puede volverse paralizante. La de rodilla es una de las cinco causas principales de incapacidad entre personas de la tercera edad; aun así, normalmente no es tan grave como otros trastornos artríticos. La mayoría de los afectados considera que es una enfermedad tolerable y soporta el dolor empleando medicamentos.

ARTRITIS REUMATOIDE

Al contrario que la osteoartritis, la artritis reumatoide afecta a la membrana sinovial más que al cartílago. Esta enfermedad es mucho más grave que aquella. Está caracterizada por inflamación crónica, y dolor.

Lo más frecuente es que afecte a las articulaciones de los dedos, las muñecas y los pies. Sin embargo, puede afectar a cualquier articulación. La membrana sinovial que reviste la articulación y esta misma se inflaman. Con el tiempo el cartílago que la rodea se desgasta, haciendo que la articulación se vuelva sumamente dolorosa y difícil de mover. Los músculos cercanos también se ven afectados. Si la enfermedad no se trata inicialmente, la articulación puede volverse inamovible. Sin embargo, un tratamiento concienzudo puede impedir la discapacidad en la mayoría de los afectados.

La incidencia de artritis reumatoide registrada en los Estados Unidos va de 42 a 68 personas por cada 100.000 dependiendo de la definición usada para describirla. La enfermedad es tres veces más común en mujeres que en hombres. Afecta a todas las razas por igual. Puede empezar a cualquier edad, pero lo más frecuente es que comience después de los cuarenta y antes de los sesenta. El 2% de las personas con sesenta años o más padece artritis reumatoide.

La causa de este trastorno doloroso e incapacitante sigue siendo objeto de debate, aunque desde hace mucho se sospecha que puede encontrarse en los organismos infecciosos. La mayoría de los médicos cree que es un trastorno autoinmune, en el que el sistema inmunitario se ataca a sí mismo. Los anticuerpos que produce el cuerpo para protegerse de infecciones se vuelven contra él y atacan al tejido de las articulaciones además de a otros órganos corporales.

A la artritis reumatoide se la considera una enfermedad sistémica porque puede afectar a múltiples órganos, y a veces se la denomina enfermedad reumatoide o reumatismo. Los pacientes pueden experimentar largos periodos sin síntomas. Sin embargo, habitualmente la artritis reumatoide es una enfermedad progresiva que tiene el potencial de causar la destrucción de las articulaciones e incapacidad.

Gota y pseudogota

¿Alguna vez te has despertado en mitad de la noche sintiendo como si el pulgar del pie te estuviera ardiendo? Está muy caliente, sensible e inflamado, con un dolor punzante que surge al menor roce. Si has tenido esta experiencia, quizá has sufrido un ataque agudo de gota. La gota es una forma de artritis que se caracteriza por ataques de dolor repentinos y agudos, enrojecimiento y sensibilidad en las articulaciones.

La artritis gotosa se considera una enfermedad metabólica en la que el ácido úrico, un desecho nitrogenado de la descomposición de la purina, aumenta en la sangre. El exceso de ácido úrico se acumula en forma de cristales de urato sódico en las articulaciones y en otros tejidos. La pseudogota es una afección muy parecida, pero en lugar de urato sódico, los cristales están compuestos predominantemente de calcio.

Históricamente la gota se ha asociado a la glotonería. Se la consideraba una enfermedad de la realeza, que consumía grandes cantidades de alimentos ricos en purina, como la carne y el vino. Carlomagno y el rey Enrique VIII, entre otros, la padecieron. Hoy en día se suele aconsejar a los enfermos de gota que reduzcan el consumo de carne y de alcohol creyendo que así se pueden evitar los ataques.

Aunque el exceso de consumo de alcohol o carne puede incrementar las probabilidades de sufrir un ataque agudo de gota, en realidad ninguno de ellos causa la enfermedad. La mayoría de la gente con gota no produce más de la cantidad normal de ácido úrico (un derivado de la metabolización de las proteínas). Más bien son incapaces de excretar totalmente el que producen. Los riñones son los responsables de aproximadamente una tercera parte de la excreción de ácido úrico, y el intestino es el responsable del resto. Mucha gente con niveles altos de ácido úrico tiene problemas renales.

Alrededor del 20% de los pacientes con gota desarrolla también cálculos renales.[4-5]

Entre las complicaciones asociadas con los cálculos renales están la obstrucción y la infección del conducto urinario. Si no se trata a tiempo, la gota puede llevar a una enfermedad renal progresiva. Esta dolencia suele complicarse con otras afecciones médicas como la presión sanguínea alta. Esto hace que se vayan depositando más cristales en las articulaciones, que provocan más ataques.

La gota es el tipo más habitual de artritis inflamatoria entre hombres. La estimación de prevalencia a lo largo de la vida es del 2,6% general para los mayores de veinte años, con un nivel mínimo de 400 de cada 100.000 en adultos con edades comprendidas entre los veinte y los veintinueve años y un máximo de 8.000 de cada 100.000 en adultos de entre setenta y setenta y nueve. En conjunto la gota se presenta con más frecuencia en hombres que en mujeres, pero la prevalencia aumenta con la edad en ambos grupos, especialmente en las mujeres posmenopáusicas.

Se cree que el dolor punzante y la inflamación característicos de los ataques de gota son causados por los cristales afilados al perforar los sensibles tejidos articulares. El movimiento puede causar un dolor extremadamente agudo. Los ataques se producen repentinamente, pueden durar días o semanas, y luego desaparecen de golpe, solo para resurgir después de unos meses o de un año. La gota suele afectar solo a una articulación cada vez.

El tratamiento para combatirla consiste en fármacos antiinflamatorios no esteroideos, para el dolor y la inflamación, abstinencia de alcohol, restricción de alimentos ricos en proteínas y posiblemente medicamentos para reducir la producción de ácido úrico o aumentar su excreción. Las restricciones dietéticas pueden o no ayudar. Aparentemente la leche o los alimentos ricos en calcio no afectan a la pseudogota, que se asocia con los cristales de calcio.

Es bien conocido que la gota presenta síntomas que indican la presencia de una infección aguda, y a menudo se diagnostica erróneamente como tal. Exhibe la apariencia de una infección sistémica que está localizada en las articulaciones. Son característicos de los ataques de gota la fiebre, el enrojecimiento, el calor en las articulaciones y un número elevado de células sanguíneas blancas. La única manera que tienen los médicos para identificarla es extraer una muestra de líquido sinovial y examinarlo para comprobar si contiene cristales y bacterias. Si se detectan cristales, se diagnostica como gota; si se encuentran bacterias, como artritis infecciosa (ver la «Artritis infecciosa», en la página 35).

La creencia habitual de que la presencia de cristales «afilados como agujas» es la causa de los ataques de gota es sumamente improbable. Estos cristales crecen muy despacio, tardan años en desarrollarse. ¿Por qué, de repente en medio de la noche, cuando las articulaciones se encuentran en reposo, iban a ponerse los filos de los cristales a punzar las articulaciones provocando dolor e inflamación? Si los cristales irritantes se forman con el transcurso del tiempo, el dolor se desarrollaría gradualmente, aumentando en intensidad día a día. Y los síntomas no desaparecerían de repente y por sí mismos, sino que se prolongarían mientras estuvieran presentes los cristales. Los cristales de gota no desaparecen inmediatamente; permanecen durante toda la vida hasta que sucede algo drástico que altera la composición química del cuerpo y hace que se disuelvan.

Los ataques de gota surgen y se desvanecen sin razón aparente. Los cristales no son la causa, sino un síntoma, lo mismo que los cálculos biliares no causan la enfermedad; son un síntoma de una deficiencia renal.

ENTONCES, ¿QUÉ CAUSA LA GOTA?

A pesar de que la gota presenta todos los signos de una infección aguda, la ausencia de bacterias en el líquido sinovial y el hecho de que no haya reacción ante los tratamientos antibióticos hacen pensar que no está provocada por una infección. Es muy posible que la causa sea un virus. Los virus pueden pasar inadvertidos en las pruebas normales de laboratorio y no les afectan los antibióticos. Esto explicaría también la naturaleza inusual de los ataques de gota, que aparecen y desaparecen sin razón aparente. Lo mismo ocurre con otras infecciones virales. El herpes, por ejemplo, puede permanecer latente durante meses o años y luego surgir de improviso en forma de aftas bucales en los labios. Causa una infección aguda acompañada de enrojecimiento y ampollas durante unos cuantos días y luego desaparece, volviendo a reaparecer en otra ocasión. En estos momentos, al igual que sucede con la mayoría de las formas de la artritis, los médicos desconocen lo que realmente causa la gota.

LA ARTRITIS JUVENIL

La artritis juvenil es una forma de artritis reumatoide que afecta a los niños. Conlleva, como mínimo, seis semanas de artritis persistente en un menor de dieciséis años sin ningún otro tipo de artritis infantil. Normalmente afecta más a las niñas que a los niños. Suele desaparecer al cabo de unos pocos años, pero del 40 al 45% aproximadamente tienen la enfermedad activa durante más de una década. La edad en la que se produce con mayor frecuencia es desde el año hasta los seis años, y puede impedir el crecimiento y provocar deformidades permanentes en el niño.

En algunos casos los síntomas pueden ser sistémicos (*artritis reumatoide juvenil sistémica*, conocida también como la enfermedad de Still). Estos síntomas pueden fácilmente confundirse con la gripe o con una intoxicación alimenticia. Algunos de ellos son fiebre de treinta y nueve grados o más, que en ocasiones desaparece y reaparece al día siguiente, acompañada de escalofríos con estremecimientos, nódulos linfáticos inflamados y una erupción cutánea de color salmón apenas perceptible. Puede haber falta de apetito, con pérdida de peso, dolor de estómago, anemia aguda, garganta dolorida y un número elevado de células sanguíneas blancas. Estos síntomas pueden durar semanas o incluso meses. La artritis, con inflamación de las articulaciones, se produce con frecuencia después de que la erupción cutánea y las fiebres hayan estado presentes durante algún tiempo.

La artritis juvenil llamada *artritis reumatoide juvenil poliarticular* afecta a varias articulaciones (cinco o más). Con frecuencia se manifiesta de forma simétrica, afectando a la misma articulación en ambos lados del cuerpo. En algunos casos el paciente puede experimentar una fiebre ligera y una inflamación ocular. Suele desarrollarse transformándose en una *espondilitis anquilosante* conforme el niño se acerca a la edad adulta.

Espondilitis anquilosante

La espondilitis anquilosante (EA) es una artritis crónica, dolorosa e inflamatoria que afecta principalmente a las articulaciones de la columna y a las sacroilíacas (las articulaciones que conectan la parte inferior de la columna con la pelvis). Normalmente comienza en la zona lumbar y más tarde afecta a la parte media y superior de la espalda. Puede propagarse a otras articulaciones y con frecuencia afecta a las caderas. Los tendones y los ligamentos que hacen posible mover la espalda se inflaman. Las vértebras reaccionan creciendo hasta entrar unas en otras y fundirse. La columna puede terminar ofreciendo un aspecto parecido al de una caña de bambú, doblada hacia delante bajo el peso de la cabeza. Si alguna vez has visto a una persona mayor caminando tan doblada que parece estar mirándose los pies, probablemente has sido testigo de una fase muy avanzada de EA.

Por lo general, la enfermedad empieza a una edad relativamente joven, entre los dieciocho y los treinta años. El dolor suele ser intenso al descansar y se alivia con la actividad física. Afecta más a los hombres que a las mujeres en una proporción de alrededor de 3:1. En el 40% de los casos está asociada con el dolor ocular y la sensibilidad a la luz; otro síntoma común es la fatiga generalizada. Cuando la enfermedad aparece antes de los dieciocho años, es probable que cause dolor e inflamación en las articulaciones de los miembros inferiores, en particular de las rodillas.

La mayoría de los médicos no sabe realmente lo que causa la EA, pero existe una evidencia abrumadora de que está causada por una combinación de propensión genética e infección. Aparentemente la infección provoca la aparición de la enfermedad en individuos genéticamente propensos. A menudo se la asocia con infecciones gastrointestinales y la enfermedad de Crohn. Se cree que las bacterias intestinales entran en el flujo sanguíneo, generalmente a través de una úlcera del conducto gastrointestinal, y provocan la EA. Los organismos que han sido asociados a esta dolencia son, entre otros, campilobacteria, clostridia, salmonela, shigella, yersinia, bacteroides y especialmente la bacteria *Klebsiella pneumoniae*.[6-10] El gen asociado con la propensión a la EA es el llamado HLA-B27. Las investigaciones demuestran que las ratas criadas con este gen y mantenidas en un entorno estéril no desarrollan espondilitis anquilosante a menos que estén infectadas con alguno de estos microorganismos. Por desgracia los antibióticos no han tenido mucho éxito para controlar esta enfermedad.

Aproximadamente el 90% de quienes desarrollan EA tienen el gen HLA-B27; por eso se cree que es un trastorno genético. Sin embargo, ¿qué sucede con el 10% que no porta el gen pero aun así desarrolla la enfermedad? ¿Por qué la contrajeron? Al parecer la genética no es toda la respuesta.

ARTRITIS REACTIVA

La artritis reactiva, anteriormente conocida como síndrome de Reiter, comparte muchas de las características de la espondilitis anquilosante. Se trata de una forma crónica de artritis con tres aspectos característicos: articulaciones inflamadas, inflamación de los ojos e inflamación de los sistemas genital, urinario o gastrointestinal. Esta forma de artritis es llamada «reactiva» porque el sistema inmunitario está «reaccionando» a la presencia de una infección bacteriana en el sistema genital, urinario o gastrointestinal. A la artritis reactiva se la considera una enfermedad reumática sistémica. Esto significa que puede afectar a otros órganos aparte de las articulaciones, causando inflamación en tejidos como los ojos, la boca, la piel, los riñones, el corazón y los pulmones.

Al igual que la EA, se cree que la artritis reactiva puede estar causada por la combinación de una predisposición genética y una infección. El mismo gen que vimos en quienes sufren espondilitis anquilosante, HLA-B27, parece ser común también en los pacientes con artritis reactiva. Se necesita una exposición a ciertas infecciones para que la enfermedad aparezca. La artritis reactiva puede producirse tras infecciones venéreas. La bacteria que más se suele asociar con esta forma posvenérea de artritis reactiva es la *Chlamydia trachomatis*. Un episodio de intoxicación alimenticia o infección gastrointestinal o del conducto urinario puede también preceder a la enfermedad.[11] Normalmente los síntomas se desarrollan de una a tres semanas después de la aparición de la infección bacteriana. No se ha llegado a entender del todo la interacción entre el microorganismo y el portador. Los cultivos bacterianos de líquido sinovial suelen ser negativos, lo que nos lleva a pensar que la artritis reactiva es una enfermedad autoinmune causada por una reacción inmunitaria sobreestimulada que, por alguna razón, se vuelve crónica. El tratamiento consiste en calmantes, no esteroides e inhibidores del sistema inmunitario.

Artritis psoriásica

La artritis psoriásica es una enfermedad crónica caracterizada por la inflamación de la piel (psoriasis) y las articulaciones. La psoriasis es una enfermedad epidérmica común que afecta al 2% de la población blanca de los Estados Unidos. Está caracterizada por áreas desiguales de inflamación cutánea rojizas, levantadas con escamas. Suele afectar a los extremos de los codos y de las rodillas, el cucro cabelludo, al ombligo y alrededor de los genitales. Aproximadamente el 10% de los pacientes con psoriasis desarrolla también artritis psoriásica.

La artritis psoriásica se produce generalmente poco después de los cuarenta años. Afecta por igual a hombres y mujeres. Lo normal es que la erupción cutánea y el dolor de articulaciones aparezcan por separado, y en el 80% de los pacientes la enfermedad de la piel precede al dolor de articulación. Hasta un 15% desarrolla artritis antes de la erupción.

El diagnóstico de la artritis psoriásica puede ser difícil si la artritis precede a la psoriasis en muchos años. De hecho, los pacientes pueden tener artritis durante veinte años o más antes de que aparezca la psoriasis. Por el contrario, hay otros que pueden tener psoriasis durante muchos años antes de desarrollar la artritis.

En la mayoría de los pacientes, la psoriasis precede a la artritis por meses o años. Esta última suele afectar a las rodillas, los tobillos y las articulaciones de los pies, pero también puede afectar a la columna y a la zona lumbar. La inflamación de los dedos de las manos o de los pies puede darles la apariencia de una salchicha. La rigidez de la articulación es común y suele ser peor por la mañana temprano.

La artritis psoriásica es una enfermedad sistémica que puede causar inflamación en otras áreas del cuerpo aparte de las articulaciones, entre ellas los ojos, el corazón, los pulmones y los riñones. Tiene muchas características en común con otras formas de artritis, como la espondilitis anquilosante y la artritis reactiva.

Actualmente se desconoce la causa, pero igual que la EA, se cree que es una combinación de genética e infección. Los pacientes con artritis psoriásica tienen el gen HLA-B27 en alrededor del 50% de los casos. Los médicos asumen que debe de haber otros genes deficientes responsables para el restante 50%.

La fibromialgia

Sientes las articulaciones agarrotadas, te duele todo el cuerpo, te cuesta dormir y estás siempre agotado. Las pruebas de laboratorio no muestran que haya ningún problema y el médico no puede detectar ninguna anomalía específica. ¿Te suena? Si es así, es posible que tengas fibromialgia.

El término «fibromialgia» viene de la combinación de la palabra latina *fibro* (fibra) y las griegas *myo* (músculo) y *algos* (dolor), y significa dolor de músculos y del tejido conectivo.

La fibromialgia está considera una enfermedad relacionada con la artritis. Sin embargo, técnicamente, no es una forma de artritis porque no causa daño ni inflamación de las articulaciones, músculos u otros tejidos. La fibromialgia, al igual que la artritis, puede causar un dolor intenso. Con frecuencia se la asocia con la rigidez de las articulaciones y el dolor en las áreas adyacentes. Está incluida aquí porque, al parecer, tiene un origen semejante a la artritis, y quienes la sufren responden bien a las técnicas expuestas en este libro.

Este trastorno está caracterizado por un despliegue crónico del dolor en los músculos, ligamentos y tendones, y una respuesta dolorosa y de gran intensidad ante un simple roce. Además puede presentar otros muchos síntomas, entre ellos fatiga, que puede ir de moderada a grave, insomnio, rigidez de las articulaciones, entumecimiento u hormigueo en la piel que parece producido por agujas, dolores musculares, espasmos musculares prolongados, debilidad muscular, dolor en los nervios, dolor abdominal, distensión abdominal, náuseas, estreñimiento alternado con diarrea, dolores de cabeza, sensibilidad facial y mandibular, dificultades para mantener la concentración y realizar tareas mentales sencillas, aumento de la urgencia o frecuencia urinaria, tolerancia reducida al ejercicio físico, sensación de hinchazón (sin que exista una hinchazón real) en las manos y en los pies, periodos menstruales dolorosos, mareo, y sensibilidad a los olores, ruido, luces brillantes, medicamentos, ciertas comidas y frío. Normalmente quienes sufren esta enfermedad no experimentan todos estos síntomas pero pueden encontrarse con cualquier combinación de ellos.

Durante muchos años, la fibromialgia no fue reconocida oficialmente como enfermedad médica. El motivo es que las pruebas de laboratorio no muestran ninguna anormalidad característica y que presenta tal variedad de síntomas que es difícil de diagnosticar. Debido a la dificultad para diagnosticar esta enfermedad, se la suele llamar el *síndrome invisible*. Solía considerarse un trastorno psicológico y los médicos creían que quienes lo sufrían se autosugestionaban pensando que se sentían mal. Hubo que esperar hasta 1990 para que el Colegio Americano de Reumatología reconociera oficialmente la fibromialgia como un trastorno de la salud auténtico. Como no hay pruebas de diagnóstico, se la considera un *síndrome* más que una enfermedad.

Actualmente se desconoce la causa, pero se han sugerido varias hipótesis, entre ellas predisposición genética, estrés excesivo, alteración del sueño, disfunción hormonal, depresión, exposición a toxinas e infección. La aparición de los síntomas ocurre a menudo tras un trauma físico o emocional. Muchos de aquellos a los que se ha diagnosticado fibromialgia declaran que la aparición de sus síntomas se produjo durante una infección viral como la gripe o justo después. Ciertas infecciones, entre ellas la hepatitis C, el VIH y la enfermedad de Lyme, han sido asociadas con la aparición de la fibromialgia. Hay también evidencia del posible papel de las vacunas a la hora de activar el trastorno.[12-13]

Quienes padecen determinadas enfermedades reumáticas (tejido conectivo), como artritis reumatoide, espondilitis anquilosante y lupus eritematoso sistémico, es más probable que también tengan fibromialgia, algo que sugiere quizá una causa o senda de desarrollo parecidas. No existe una cura aceptada universalmente y el tratamiento estándar está dirigido únicamente a controlar los síntomas.

ARTRITIS INFECCIOSA (AGUDA)

A la artritis infecciosa también se la conoce como artritis séptica. Este es un tipo muy importante, y sin embargo subestimado, de enfermedad degenerativa articular, y que proporciona una clave para entender la solución a todas las demás formas de artritis.

Es la única forma de artritis de la que los médicos conocen la causa y para la que tienen una cura. Como el nombre implica, está provocada por una invasión de microorganismos, normalmente bacterias, en la articulación de una herida infectada adyacente o por bacteremia (infección de la corriente sanguínea).

Este tipo de artritis surge exclusivamente de una infección, sin ninguna influencia conocida de la genética, los trastornos metabólicos u otros factores que pudieran complicar la situación. Es pura y llanamente una infección que ataca a las articulaciones.

La artritis infecciosa puede sobrevenir a cualquier edad. En los adultos, normalmente afecta a las muñecas o a una de las articulaciones que soportan peso, casi siempre la rodilla, aunque alrededor del 20% de los pacientes adultos presenta síntomas en más de una articulación. Las infecciones en múltiples articulaciones son habituales en niños y por lo general afectan a los hombros, rodillas y caderas.

La artritis infecciosa puede estar causada por numerosas bacterias, virus u hongos que entran en la articulación a través de la corriente sanguínea. Lo más frecuente es que estén causadas por bacterias, especialmente *Staphylococcus aureus*, *Streptococcus pyogenes, Streptococcus viridans* y *Haemophilus influenzae*. En pacientes con alto riesgo, otras bacterias pueden causar la artritis infecciosa —*Escheria coli* y *Pseudomonas spp.* en los consumidores de droga por vía intravenosa y en quienes tienen una edad avanzada, *Neisseria gonorrhoeae* (la bacteria que causa la gonorrea) en adultos jóvenes sexualmente activos y *Salmonella spp.* en niños pequeños o en enfermos de anemia drepanocítica—. Los adultos mayores a menudo son vulnerables a infecciones de la articulación causadas por bacilos gramnegativos, entre ellos la *Salmonella spp* y la *Pseudomonas spp*. Otras bacterias que pueden provocar la infección son la *Mycobacterium tuberculosis*, que da lugar a la tuberculosis, y variedades de la bacteria espiroqueta que causan la enfermedad de Lyme y la sífilis. Algunos de los hongos que originan la enfermedad son histoplasma, coccidiomyces, blastomyces y cándida. Muchas de las bacterias, virus y hongos que causan la artritis infecciosa son habitantes comunes del cuerpo humano y viven en la piel, la boca o el aparato digestivo. Son relativamente inocuos en sus hábitats respectivos, pero si entran en la corriente sanguínea y terminan en las articulaciones, pueden llegar a atacar al organismo.

Aunque la infección de las articulaciones puede afectar a quienes no tienen factores de riesgo conocidos, se produce más habitualmente cuando estos están presentes. Algunos de los riesgos para el desarrollo de la artritis infecciosa son tomar medicamentos que supriman el sistema inmunitario, el consumo de drogas por vía intravenosa, haber padecido una enfermedad o lesión articular (especialmente en quienes tienen articulaciones protésicas), cirugía, y enfermedades médicas subyacentes, entre ellas diabetes, alcoholismo, cáncer, anemia de células falciformes, enfermedades reumáticas (como otras formas de artritis y lupus) y trastornos de inmunodeficiencia.

Entre los síntomas de la artritis infecciosa están el dolor de articulaciones, la inflamación, el enrojecimiento, la rigidez y el calor. En muchos casos el paciente tendrá fiebre, aunque no sea muy alta, y escalofríos. A veces los niños tienen náuseas y vómitos. Las articulaciones que suelen verse más afectadas son la rodilla, el hombro, la muñeca, la cadera, el codo y las de los dedos. La mayoría de las infecciones bacterianas y fúngicas afectan solo a una articulación, o, en alguna ocasión, a varias. Por ejemplo, la bacteria que causa la enfermedad de Lyme casi siempre infecta las articulaciones de la rodilla. Por el contrario, la bacteria y los virus gonococo pueden infectar a varias articulaciones al mismo tiempo. La infección suele tener una aparición repentina, pero los síntomas a veces se van desarrollando durante un periodo de entre tres y catorce días.

El diagnóstico de la artritis infecciosa depende de una combinación de pruebas de laboratorio y examen físico de la articulación afectada. Esta enfermedad puede coexistir con otras formas de artritis, fiebre reumática, enfermedad de Lyme u otros trastornos. Para diagnosticarla, se toma una muestra del líquido sinovial de la articulación. Se calcula el número de células blancas sanguíneas para ver si es elevado, lo que indicaría una reacción inmunitaria ante una posible infección. Normalmente, empleando el líquido extraído de la articulación, el laboratorio puede cultivar e identificar la bacteria causante de la infección, a menos que el enfermo haya tomado antibióticos recientemente. Sin embargo, algunas bacterias, entre ellas las que causan la gonorrea, la enfermedad de Lyme, la sífilis y algunas más, son difíciles de extraer del líquido de la articulación. Si se puede hacer crecer la bacteria en un cultivo, el laboratorio probará con distintos antibióticos hasta encontrar el más eficaz.

El tratamiento consiste en un drenaje del líquido sinovial infectado y la administración inmediata de antibióticos. Con frecuencia se aplican, en el ámbito hospitalario, antibióticos intravenosos durante unas dos semanas, o hasta que la inflamación haya desaparecido. El paciente puede entonces tomar antibióticos orales durante un máximo de cuatro semanas.

Capítulo 3

¿Qué causa la artritis?

Tratamiento estándar para la artritis

En la medicina ortodoxa actual no existe una cura para la artritis. El tratamiento se centra en controlar los síntomas para que el paciente pueda soportar mejor su enfermedad. El consejo del médico a los pacientes no suele ir mucho más allá de: «Toma un par de aspirinas y aprende a vivir con la enfermedad».

Se han usado varios medicamentos, terapias y procedimientos para tratar los diferentes tipos de artritis. Ninguno de ellos brinda una cura o un alivio permanente. Aunque los síntomas pueden disminuir de manera temporal, la enfermedad sigue progresando y la articulación degenera gradualmente. En realidad, algunos de estos tratamientos, especialmente los fármacos antiinflamatorios no esteroideos pueden causar más daño que beneficio.[1-2] Ayudan a reducir la inflamación pero aceleran la destrucción ósea. Los calmantes como la aspirina y el ibuprofeno (Motrin, Advil, Nuprin, etc.) alivian el dolor; sin embargo, a la larga lo que hacen es inhibir la formación de cartílago y acelerar su destrucción.

Llega un momento en que los síntomas pueden volverse tan graves que se recomienda la cirugía. Entre los distintos procedimientos quirúrgicos están el descombrado artroscópico (extracción del cartílago dañado), la osteotomía (extracción de porciones del hueso para acortar o ajustar su alineación) o, finalmente, la artroplastia total de la articulación (reemplazo de ambas superficies de la articulación con metal o plástico).

Cada año más de medio millón de norteamericanos se someten a una operación de cirugía artroscópica (descombrado y osteotomía) para corregir la osteoartritis de rodilla, con un coste de tres mil millones de dólares. A pesar de esto los estudios demuestran que no es mejor pasar por el quirófano que no hacerlo. La investigación ha demostrado que una intervención quirúrgica falsa de rodilla, en la que los cirujanos fingen realizar una operación mientras el paciente se encuentra bajo los efectos de una anestesia ligera, produce los mismos resultados, lo que indica que la mejora apreciada por los pacientes es solo psicológica.[3] La cirugía artroscópica tampoco es mejor que la terapia física, mucho más barata y mucho menos invasiva.

La cirugía de reemplazo de articulaciones se está volviendo rápidamente una forma popular de tratamiento. En 2004 se realizaron un total de 454.652 reemplazos de rodilla en los Estados Unidos, principalmente por artritis. Además hubo un total de 232.857 reemplazos de cadera, 41.934

reemplazos de hombro y 12.055 reemplazos de otras articulaciones.

Las articulaciones artificiales no son piezas permanentes de las que, una vez colocadas, ya no hay que volver a ocuparse. Las prótesis se desgastan con el uso normal, e incluso los modelos más avanzados tienen límites de duración. A medida que la articulación sufre deterioro y desgaste, se desprenden de ella numerosas micropartículas. Estos minúsculos elementos extraños activan el sistema inmunitario, lo que provoca una inflamación local y la degeneración del hueso circundante. Conforme el hueso se desintegra, la articulación artificial se queda suelta e inestable. La mayoría de las articulaciones protésicas duran alrededor de diez años, más si el paciente es mayor e inactivo, menos si el paciente es muy activo. Si eres relativamente joven o si llegas a vivir muchos años, tendrás que reemplazar la prótesis una y otra vez mientras vivas.

La segunda operación quirúrgica es mucho más difícil que la primera, y los resultados no son ni mucho menos tan buenos. Existen problemas técnicos como la calidad del hueso degenerado y la capacidad de asegurar adecuadamente la prótesis en su posición. Además, extraer la vieja prótesis puede requerir una operación más extensa. En conjunto estos problemas suelen requerir procedimientos quirúrgicos mucho más complejos.

Además, las articulaciones artificiales crean un entorno ideal para la acumulación de bacterias, lo que puede provocar una artritis infecciosa u otras infecciones. Por tanto, es probable que tengas que tomar antibióticos con frecuencia. Por ejemplo, cada vez que vayas al dentista, tendrás que tomarlos para impedir la migración de las bacterias orales a la articulación. Los antibióticos pueden ayudar a detener una infección aguda, pero comportan determinados efectos secundarios. Incrementan el riesgo de cándida y de otras infecciones fúngicas. Eliminan las bacterias buenas del intestino, que son esenciales para una digestión apropiada de los alimentos y para asimilar bien los nutrientes de este modo, favorecen la desnutrición. Cuando los antibióticos se descomponen, forman toxinas que pueden dañar al hígado, los riñones, los huesos y otros órganos. De manera que el uso frecuente o continuado de antibióticos no es recomendable.

La verdadera causa de la artritis

Quizá el medico te diga: «No podemos hacer nada al respecto y tendrás que aprender a vivir con la enfermedad». Este consejo ofrece poca esperanza y crea una sensación de impotencia. No te dejes abatir. Hay esperanza. ¡La artritis tiene cura!

En realidad todas las formas principales de artritis, entre ellas la osteoartritis, la artritis reumatoide y la gota, son tan solo variaciones de una forma: la artritis infecciosa. Puede haber otros muchos factores en juego que favorezcan o agraven la enfermedad, como la dieta, las alergias, el traumatismo, el estrés, la edad, etc. pero la causa subyacente es la infección.

Existen solo dos tipos primarios de artritis: la *artritis infecciosa aguda* y la *artritis infecciosa crónica*. La primera, como se describió en el capítulo anterior, se presenta repentinamente con intensidad y es de corta duración. Normalmente es muy grave y requiere una atención médica inmediata. Se desarrolla como consecuencia de los microorganismos que entran en el flujo sanguíneo desde una herida o úlcera infectadas o de una enfermedad sistémica infecciosa.

Por el contrario, la artritis infecciosa crónica progresa lentamente y dura mucho tiempo. La infección es leve, y los síntomas varían de leves a graves. Este tipo de infección se produce como consecuencia de otra infección crónica de grado menor que se origina en cualquier otra parte del cuerpo. El sistema inmunitario es capaz de controlar parcialmente la infección manteniendo los síntomas leves en comparación con los de la artritis infecciosa aguda. Pueden estar presentes o no signos claros de inflamación, dependiendo del tipo de organismo que esté actuando y de la intensidad de la infección. Las distintas formas de artritis surgen de los diferentes organismos infecciosos y de la severidad de la infección.

Las infecciones que migran a las articulaciones y causan la artritis proceden de varias fuentes, como heridas, picaduras de insectos (por ejemplo, mosquito, garrapata, etc.), inhalación, contacto sexual, intoxicación alimenticia, úlceras, vacunas, y dientes y encías infectados.

Vamos a ver cómo una infección aparentemente sin conexión puede llevar a la artritis crónica.

La enfermedad de Lyme ofrece un buen ejemplo. Esta dolencia se identificó por primera vez en 1975, cuando unas madres que vivían la una cerca de la otra en la ciudad de Lyme (Connecticut) hicieron el descubrimiento de que alrededor del 50% de sus hijos recibieron el diagnóstico de artritis reumática, una enfermedad muy poco frecuente en un niño. Este agrupamiento tan poco habitual de casos de artritis en una población infantil llevó a los investigadores a la identificación de la enfermedad. Desde ese momento, se han dado a conocer casos de la enfermedad de Lyme en todo el mundo.

Está causada por la bacteria espiroqueta del género *Borrelia*. Los seres humanos pueden infectarse con las picaduras de una garrapata infectada. Como las garrapatas son pequeñas y segregan sustancias químicas para impedir el picor y el sangrado, las víctimas pueden ignorar por completo que les están picando.

La enfermedad de Lyme afecta a distintas áreas del cuerpo en mayor o menor grado a medida que progresa. Desde el momento en el que se produce la picadura de la garrapata, las bacterias penetran en el flujo sanguíneo y se extienden por todo el cuerpo. La enfermedad afecta inicialmente a la piel, causando erupciones circulares, rojizas, que se van expandiendo. Cuando las bacterias se propagan por el cuerpo, aparecen síntomas como fiebre, dolor de cabeza, fatiga y malestar. Esta fase puede confundirse fácilmente con la gripe. Si la enfermedad no se trata, las bacterias se abren camino hasta el corazón, las articulaciones y los nervios, donde causan inflamación y dolor. A menudo se diagnostica erróneamente durante esta fase como artritis reumatoide, esclerosis múltiple, fibromialgia, síndrome de fatiga crónica, lupus u otra enfermedad autoinmune.

La artritis causada por la enfermedad de Lyme provoca inflamación, rigidez y dolor. Normalmente afecta solo a una articulación –por regla general las rodillas– o a unas pocas.

La borrelia es difícil de identificar con los análisis de sangre estándar, de manera que esos análisis no son útiles, especialmente en las fases iniciales. El diagnóstico se hace a través de un examen físico y preguntando si el paciente ha estado recientemente en regiones en las que suele darse la enfermedad de Lyme.

Si se diagnostica en el momento inicial, el tratamiento consiste en antibióticos orales. En las fases posteriores los antibióticos tienen que ser administrados directamente en la corriente sanguínea por medio de una inyección. La terapia con antibióticos puede durar al menos de dos a cuatro semanas o más.

Tras el tratamiento antibiótico algunos pacientes siguen sufriendo con la artritis y con otros síntomas, aunque no hay evidencia de bacterias en la sangre. Los médicos explican esto como una respuesta continua del sistema inmunitario, una reacción autoinmune. Es la única manera en que saben explicarlo. Sin embargo, parecería razonable asumir que las bacterias no han sido completamente erradicadas. Quizá, al igual que otros microorganismos, pueden encontrar un refugio seguro en ciertos tejidos del cuerpo en donde los antibióticos no pueden alcanzarlas. Ahí continúan viviendo, y el sistema inmunitario impide que causen una infección sistémica total produciendo continuamente anticuerpos. En lugar de una infección aguda activa, la enfermedad se vuelve crónica, pero menor. El dolor en las articulaciones continúa en tanto en cuanto queden remanentes de la infección. La bacteria que causa la enfermedad de Lyme es solo una de las causas de la artritis. Se sabe que la artritis infecciosa o séptica está causada por una amplia variedad de microorganismos.[4-8]

Veamos otro ejemplo. Este es un caso real registrado en 2008. Un hombre de setenta y cinco años fue al dentista para que le extrajeran un diente infectado. A las cuarenta y ocho horas de la extracción del diente la rodilla se le empezó a inflamar. Al principio ignoró los síntomas, pero su estado empeoró. Tras dos semanas con fiebre y malestar general, fue al hospital para recibir tratamiento. Los médicos diagnosticaron su enfermedad como una infección sistémica aguda con artritis séptica. La infección venía de las bacterias orales al entrar en la corriente sanguínea como resultado de extraer el diente infectado.[9] Este tipo de incidente no es desconocido. De hecho, para evitar situaciones como esta los dentistas suelen recomendar el uso de antibióticos cada vez que se llevan a cabo operaciones dentales.[10]

Es interesante observar que inicialmente las muestras de sangre y de fluido sinovial de este paciente mostraron que no había microorganismos. Se llevaron a cabo pruebas posteriores con los mismos resultados negativos. Los médicos sabían que ahí debía de haber algo y siguieron buscando. Finalmente unos análisis más minuciosos de laboratorio revelaron la presencia de bacterias anaeróbicas, lo que demuestra lo difícil que es descubrir las bacterias que no están donde se suelen buscar. Las infecciones de la cirugía (heridas) así como las úlceras pueden también causar artritis.[11-12] Se sabe que la sífilis

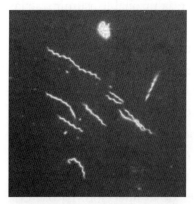

Las espiroquetas son bacterias largas, enrolladas estrechamente, que parecen minúsculos cables telefónicos. Entre ellas están las especies aeróbicas y las anaeróbicas, y tanto las formas parasitarias como las independientes. Algunas especies proliferan en el aparato digestivo de las vacas, otras prefieren la boca humana. Algunas causan enfermedades, especialmente la sífilis y la enfermedad de Lyme.

causa artritis infecciosa aguda.[13] Otro organismo transmitido por vía sexual, el virus del papiloma humano (VPH), ha sido asociado con la artritis reumatoide. El VPH es la infección de transmisión sexual más habitual del mundo; se da en hasta un 75% de las mujeres sexualmente activas. Aunque la infección se encuentra muy extendida, muy pocas personas se dan cuenta de que están infectadas, porque rara vez produce síntomas notables. El virus es una de las causas principales del cáncer cervical, y también de artritis. En un estudio los investigadores descubrieron que una de cada tres mujeres con artritis reumatoide estaba infectada con el virus del papiloma humanos

La intoxicación alimenticia se ha asociado con frecuencia a la aparición de la artritis crónica. La bacteria salmonela tiene la reputación de causar problemas.[15] Un caso muy significativo ocurrió en 2005, cuando al menos 592 individuos de Ontario (Canadá) contrajeron una gastroenteritis aguda tras consumir brotes de judías contaminados con salmonela. Aproximadamente el 46% de las víctimas desarrollaron después una artritis crónica reactiva. Muchos otros estudios han sugerido que los microbios intestinales participan en la génesis de la artritis reumatoide.[16] El estreptococo, que es un habitante común de la piel, la boca y el conducto gastrointestinal, aparece a menudo en el líquido sinovial de los pacientes artríticos.[17]

Aunque muchos microorganismos han sido identificados como causa de la artritis, hay una bacteria en particular, que incluso se la denomina con el nombre de la enfermedad. Se llama *Mycoplasma arthritidis,* o *M. arthritidis* (abreviatura). Este organismo se utiliza habitualmente en la investigación para producir a propósito artritis crónica y aguda en los animales de laboratorio, que es virtualmente idéntica a la artritis reumatoide humana.[18] Cuando los investigadores quieren inducir artritis reumatoide en animales de laboratorio les inyectan *M. arthritidis*.

Otro microorganismo conectado comúnmente con la artritis reumatoide es la bacteria *Proteus mirabilis*.[19] El proteo es un habitante común del conducto intestinal y constituye la causa más frecuente de infecciones del conducto urinario, se le atribuyen más del 80% de estas infecciones. Otro habitante del conducto intestinal que causa infecciones del conducto urinario es el *E. coli*. Al parecer ambos organismos participan en la patogénesis de la artritis reumatoide. Por ejemplo, en un estudio de 76 pacientes con artritis reumatoide, el 33% mostraba evidencias de infección de proteo o de *E. coli* en el conducto urinario. En 48 sujetos de control sin artritis, solo el 4% estaban infectados.[20] Las muestras también mostraban la presencia de proteo en los pacientes con artritis, pero en una cantidad tan pequeña que no se apreciaban síntomas sistémicos.

«Son numerosas las pruebas basadas en los resultados de varios estudios moleculares, inmunológicos y microbianos, tomadas en distintas partes del mundo, que sugieren un fuerte vínculo entre los microbios *Proteus mirabilis* y la artritis reumatoide», señala Alan Ebringer, doctor en medicina, reumatólogo y profesor de inmunología en Kings College, de Londres. Utilizando una técnica llamada «mímica molecular» él y su equipo de Kings College demostraron una conexión clara entre la infección de proteo y la artritis reumatoide. Ebringer sostiene que la infección del conducto urinario, subclínica o indetectable, producida por el proteo, es un factor desencadenante principal de la artritis reumatoide.[21] Las mujeres tienen muchas más probabilidades que los hombres de contraer infecciones del conducto urinario. Esta puede ser una de las razones por las que también tienen muchas más probabilidades de desarrollar artritis reumatoide.

Además del proteo existen otras bacterias y virus que se han asociado con la artritis reumatoide.[22-26] Ebringer reconoce la ineficacia de los tratamientos actuales para la artritis reumatoide y afirma que hay que adoptar medidas antimicrobianas para luchar contra esta enfermedad. Él y su equipo de Kings College han establecido también una conexión entre la espondilitis anquilosante y otra bacteria intestinal llamada *Klebsiella pneumoniae*.[27] Ebringer sostiene que se trata de «el agente microbiano principal» implicado en provocar esta forma de artritis.

Al parecer la osteoartritis también surge de una infección. Los investigadores pueden crearla en el laboratorio. Si quieren estudiar la osteoartritis en animales, pueden provocar la enfermedad inyectando cándida, (un hongo) en la corriente sanguínea. La osteoartritis aparece a los pocos días.[28]

La osteoartritis puede producirse como resultado de una infección sistémica de cándida (candidiasis). Se registró un caso interesante que afectaba a una niña de dos meses que estaba siendo tratada de una diarrea bacteriana grave.

Fue sometida a un tratamiento de antibióticos. Estos acabaron con la infección, pero al mismo tiempo eliminaron las bacterias benignas del aparato digestivo. Sin la competencia de estas bacterias, la cándida, que vive también en el aparato digestivo y a la que no le hacen efecto los antibióticos, tuvo la oportunidad de multiplicarse sin freno. Debido a esto sufrió un fuerte ataque de candidiasis que le afectó a las articulaciones, haciendo que se desarrollara una osteoartritis en ambas rodillas, la cadera izquierda y otras articulaciones. Este caso es interesante, porque suele pensarse que la osteoartritis es una enfermedad degenerativa causada por un desgaste y un deterioro excesivos; sin embargo, aquí tenemos un ejemplo en el que claramente no es consecuencia del excesivo uso de las articulaciones ya que el bebé nunca había caminado, ni siquiera gateado.

Quienes han tenido infecciones de levaduras o candidiasis repetidamente no establecen la conexión entre la aparición del dolor crónico de articulaciones y un crecimiento excesivo de cándida. Las mujeres son las más aquejadas por las infecciones de cándida y las más afectadas por la osteoartritis. Parece ser que la cándida no es la única causa de osteoartritis; se sabe que además hay otros organismos implicados.[29-31]

La gota está también asociada con la infección.[32-34] Aparentemente la infección interrumpe la composición química de la sangre de algunos de los afectados, causando un incremento de los niveles de ácido úrico.

Las vacunas son otra fuente de infección que puede afectar a las articulaciones. Son unos preparados consistentes en microorganismos infecciosos muertos o debilitados. Se inyectan en la corriente sanguínea con el fin de estimular el sistema inmunitario de una persona para que produzca anticuerpos. Si en el futuro el individuo se ve expuesto a estos virus o bacterias, su sistema inmunitario sabrá inmediatamente qué anticuerpos producir y será capaz de contraatacar rápidamente para derrotar a la enfermedad. Por desgracia las vacunas también pueden causar las enfermedades contra las que se supone que debían protegernos. En algunas personas la vacunación puede provocar una infección activa, que suele ser de grado menor, se confunde con la gripe o con cualquier otra afección y por lo general no se le presta atención. Estos microorganismos pueden afectar a las articulaciones.

Existen numerosos casos documentados de niños y adultos que han desarrollado artritis crónica aguda o fibromialgia inmediatamente después de ser vacunados. De hecho, mientras recopilaba material de investigación sobre este tema, me sorprendió la profusión con la que aparecían estos informes en las publicaciones médicas.[35-51] Aquí se hace referencia solo a un número reducido. Las vacunas de la gripe, el sarampión, las paperas y la rubéola parecen especialmente peligrosas en este sentido, pero quizá sea porque son las que se aplican más a menudo. Las vacunas del bacilo Calmette-Guerin, que se emplean en el tratamiento del cáncer, son seguidas frecuentemente de una infección sistémica y de artritis. Las infecciones crónicas resultantes pueden persistir durante años después de la vacunación inicial.[52] Para los pacientes con artritis o una enfermedad autoinmune, como el lupus, el riesgo de infección tras la vacunación es el doble que el de los individuos sanos.[53] La razón es que el paciente ya está infectado y la vacuna solo añade más infección al cuerpo.

Existe una gran cantidad de pruebas que sugieren que la causa de la mayoría de las formas de artritis y fibromialgia es microbiana. No importa que otros factores, como la genética o las hormonas, influyan en la aparición de la enfermedad. El hecho es que los microorganismos son la causa subyacente principal.

Si la artritis está causada por microorganismos, la solución debe de ser sencilla: ¡antibióticos! Este enfoque suele ser eficaz con la artritis infecciosa aguda, pero normalmente los medicamentos no funcionan con la crónica. Si la infección está causada por bacterias, los antibióticos pueden ser útiles. Sin embargo, si intervienen en ella virus, hongos o bacterias resistentes a los fármacos, los antibióticos son inefectivos. Incluso si el problema está causado por bacterias sensibles a los antibióticos, es posible que estos no funcionen. Una infección sistémica puede depositar microbios en áreas del cuerpo a las que ni los fármacos ni el sistema inmunitario tienen fácil acceso, lo que les permite existir indefinidamente. Como sucede con la enfermedad de Lyme, los herpes, la varicela, la hepatitis B, la cándida y muchísimos otros microorganismos infecciosos, un remanente crónico de la infección puede quedar en el cuerpo incluso mucho después de que la infección aguda haya remitido. Uno de los puntos en los que suele permanecer son las articulaciones, debido a la falta de circulación sanguínea

¿Por qué los médicos no han establecido la conexión?

Si los microorganismos son la causa principal de la mayoría de los casos de artritis, ¿cómo es que los médicos no lo han descubierto? La verdad es que sí lo han hecho. Desde hace muchos años se han documentado infecciones en todos los tipos principales de artritis. El problema es que no siempre es fácil identificar una infección activa en la totalidad de los casos. Esto no quiere decir que las infecciones no estén presentes; significa que los médicos aún no han sido capaces de determinar de forma concluyente la presencia de infección. Los médicos tienden a ser conservadores, y mientras no haya una prueba absoluta, incuestionable, de que la mayoría de los casos de artritis está causada por infección, evitarán pronunciarse firmemente al respecto.

¿Por qué es tan difícil identificar una infección? Las infecciones activas o agudas están fuera de control. El sistema inmunitario está desbordado, y los signos de infección se ven claramente. Los síntomas sistémicos, como fiebre, escalofríos y náuseas suelen acompañar a las infecciones agudas. El contenido de gérmenes en el cuerpo y en las articulaciones infectadas es tan alto que es relativamente fácil de diagnosticar. Sin embargo, las infecciones crónicas, localizadas, de grado menor son otra cuestión.

Podemos tener microorganismos infecciosos viviendo en nosotros sin que lo sepamos y sin mostrar síntomas sistémicos. El virus de la varicela (*Varicella zoster*), por ejemplo, causa una infección sistémica aguda durante unas cuantas semanas y luego desaparece. Sin embargo, el virus nunca se elimina del todo del cuerpo; un remanente permanece oculto en los tejidos nerviosos y, normalmente, el sistema inmunitario le impide expandirse a otras áreas. No obstante, siempre que el sistema inmunitario se encuentra sometido a un estrés excesivo, es incapaz de contener adecuadamente al virus; este se propaga más allá de los confines del tejido nervioso y causa otra enfermedad sistémica llamada *culebrilla*. La culebrilla es normal en los mayores cuando sufren mucho estrés o cuando se enfrentan a alguna enfermedad.

El herpes es otro ejemplo. Cuando alguien se infecta con herpes, el virus se queda durante toda la vida. El herpes oral (virus *Herpes simplex*) se da a conocer por la aparición de

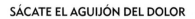

SÁCATE EL AGUIJÓN DEL DOLOR

¿Estás cansado del constante dolor punzante de la artritis? Según el doctor Christopher Kim, director médico del Instituto del dolor Monmouth, en Red Bank (Nueva Jersey), puedes acabar con el dolor de la artritis siguiendo una terapia basada en el veneno de las abejas (TVA). Sí, puedes sacarte el aguijón del dolor de la artritis.

¿Nunca habías oído hablar de la TVA? Si alguna vez te ha picado una abeja, ya tienes una experiencia directa de ella. Sin embargo, quienes utilizan el veneno de abeja con fines medicinales no se quedan esperando un ataque al azar de los insectos. Usando unas pinzas, atrapan una abeja viva y coleando y se la colocan sobre la piel. Como es de esperar, la abeja arponea la piel con un aguijón venenoso punzante. Normalmente para obtener los mejores resultados no es suficiente con una picadura. Para un beneficio terapéutico completo tienes que recibir cinco, diez o incluso hasta ochenta picaduras cada pocos días. La mayoría de los médicos prefiere inyectar el veneno en lugar de usar abejas vivas, pero muchos pacientes prefieren hacerlo a la manera tradicional.

Aunque la picadura de una abeja causa dolor, picor, enrojecimiento e hinchazón, muchos tienen una fe ciega en ella. En publicaciones médicas han aparecido varias investigaciones acerca de la terapia de veneno de abeja y muchos médicos creen en su efectividad. Uno de ellos es el doctor Christopher Kim, exdirector de la Sociedad Americana de Apiterapia. La apiterapia (apis en latín significa «abeja») es el uso de los productos de estos insectos con un propósito terapéutico. Estos médicos utilizan de forma habitual TVA para tratar artritis, fibromialgia, tendinitis, esclerosis múltiple y otras enfermedades dolorosas. La creencia es que el veneno activa la segregación de hormonas que atenúan el dolor y la inflamación asociados con estas enfermedades. En otras palabras, se piensa que en cierto modo actúa como un medicamento natural antiinflamatorio no esteroide.

La terapia de veneno de abeja se ha utilizado durante siglos. Supuestamente comenzó después de que unos apicultores, que recibieron muchas picaduras, observaran que los dolores de la artritis se habían atenuado. Aunque no es una práctica de la medicina ortodoxa, algunos médicos la han adoptado como terapia alternativa. Hay muchos testimonios de buenos resultados. Algunos enfermos tienen que someterse a la TVA casi diariamente, mientras que otros, tras recibir las series iniciales de inyecciones o de picaduras, se liberan del dolor durante meses o años.

Aparentemente aquí hay algo más que la simple segregación de hormonas calmantes del dolor. Las hormonas tendrían solo un efecto temporal, lo mismo que los fármacos. Y, como ellos, no harían nada para solucionar el problema de fondo.

Para obtener una respuesta más realista, examina atentamente lo que de verdad está ocurriendo. ¿Qué es el veneno de abeja? Es un tóxico, una sustancia que se emplea para matar y causar dolor. Cuando este se inyecta en una articulación artrítica, ¿qué puede suceder? Ten en cuenta que la articulación está infectada con microorganismos vivos que causan la artritis. Cuando estos microorganismos entran en contacto con el veneno, mueren. Cuando mueren, el dolor desaparece. Así de sencillo. Para algunos el alivio es solo temporal porque la articulación vuelve a infectarse enseguida, pero para otros la infección se elimina durante mucho tiempo, si no para siempre.

La mayor parte de la investigación sobre la terapia de veneno de abeja ha surgido de Rusia, Japón y Europa. Estos estudios han demostrado claramente la naturaleza antibiótica del veneno de abeja.[57-62] Se describe al veneno de abeja afirmando que posee «una actividad antimicrobiana extremadamente potente». Su capacidad de eliminar bacterias es igual a la de muchos antibióticos comunes. De hecho, comparado con varios venenos de serpiente, el de abeja demostró ser un agente letal más efectivo para las bacterias sometidas a examen. Entre los tipos de bacteria examinados se encuentran E. coli, microbacteria, estafilococo, Burkholderia pseudomallei y espiroqueta, todos ellos organismos causantes de enfermedades comunes (y también conocidas causas de artritis). Entre las bacterias espiroqueta figura la Borrelia burgdorferi, responsable de la enfermedad de Lyme. Como muchas bacterias se están volviendo inmunes a los antibióticos, los investigadores están buscando nuevos fármacos que puedan eliminar estos organismos resistentes a los antibióticos. El veneno de abeja se contempla como uno de los posibles candidatos. Elimina las bacterias resistentes tan fácilmente como las normales.

El veneno de abeja tiene una gran ventaja sobre los antibióticos convencionales es que además neutraliza o inhibe a los virus, entre ellos el de la leucemia, el herpes simplex y el VIH.[63-65]

Pero esto no es todo. El veneno de abeja también elimina los protozoos, parásitos unicelulares que causan enfermedades como la malaria, provocada por un organismo llamado Plasmodium falciparum.[66-67] Desde hace mucho tiempo se vienen escuchando relatos de enfermos de malaria curados por picaduras de abeja.

Además de matar o neutralizar a los microorganismos, se cree que el veneno activa los procesos del cuerpo que mejoran la circulación y estimulan la segregación de hormonas calmantes antiinflamatorias.

En estudios con animales se ha demostrado que el veneno de abeja es útil y eficaz como antibiótico y agente antimicrobiano.[68] En uno de ellos, por ejemplo, se infectó a unas crías de cerdo provocándoles diarrea bacteriana y se las dividió en dos grupos. Un grupo fue tratado con el antibiótico convencional y fármacos antidiarreicos durante el mismo periodo de tiempo. El otro grupo recibió una picadura de abeja diaria durante tres días. Al cabo de los tres días, el 90,9% del grupo tratado con fármacos se recuperó, así como el 93,6% del grupo del veneno de abeja.[69] El veneno funcionó mejor que los fármacos.

Desde hace mucho se sabe que el veneno de las abejas alivia el dolor de la artritis reumatoide, la osteoartritis y la gota. Esto tiene sentido porque se trata de un potente antibiótico. Varios estudios han demostrado que el veneno de abejas es útil para el tratamiento de diversos tipos de artritis.[70-74] En uno realizado con pacientes de artritis reumatoide, los resultados mostraron un 90% de respuesta positiva, con una mejoría notable en el 20% de los casos, buena mejoría en el 50% de los casos, y mejoría eficaz en el 20% . Solo un 10% no mostró ninguna mejoría.[75]

En otro estudio con 70 pacientes de osteoartritis los resultados fueron parecidos: 11 casos (15,7%) mostraron una mejoría excelente; 31 casos (44,3%) una buena mejoría; 16 casos (22,9%) alguna mejoría y solo 12 casos (17,1%) no mostraron ninguna mejoría.[76]

Aun así no deberías salir corriendo hasta la granja apícola más cercana, al menos todavía no. Algunas personas son altamente alérgicas al veneno de abeja y no pueden plantearse la opción de la TVA. Para quienes no son alérgicos, el tratamiento puede requerir de una ronda inicial de sesiones con picaduras cada pocos días, que dura varias semanas. A partir de ahí, puede que haga falta asistir a sesiones periódicas de seguimiento para mantener los síntomas bajo control. Aunque la terapia de veneno de abeja puede ser beneficiosa para algunos, no es la respuesta absoluta, como aprenderás en los siguientes capítulos.

ampollas de fiebre o aftas bucales en los labios. La mayor parte del tiempo el virus permanece latente, acechando en las raíces del nervio, pero en momentos de estrés o baja inmunidad, se activa y se muestra de forma perceptible en los labios.

Tenemos muchos microorganismos viviendo en el interior de nuestros cuerpos y en su superficie, miles de millones, en realidad, de todos los tipos: bacterias, virus y hongos. Viven en nuestra piel, en nuestro conducto intestinal y en nuestra boca. Algunos incluso aparecen en la corriente sanguínea, donde no deberían estar. No hay análisis que puedan diagnosticar acertadamente la presencia de todos los microorganismos en nuestro cuerpo. Algunos pueden mostrar determinados responsables, pero la presencia e identidad de la mayoría de ellos se nos escapa.

Rastrear a los microorganismos infecciosos en el cuerpo no es siempre una tarea fácil. Una manera que tienen los médicos para determinar si una infección está presente es calculando el número de células sanguíneas blancas de una muestra de sangre. Una persona sana presenta cierta cantidad de células blancas sanguíneas por unidad de volumen sanguíneo. Si el número de células blancas es elevado, eso da una pista de que puede haber una infección presente. Pero el recuento de células blancas no es totalmente definitivo. A veces los niveles son altos aunque no haya una infección activa. Además, una infección crónica, de grado menor, puede estar presente sin provocar una reacción excepcionalmente elevada en las células blancas.

Otra prueba es identificar a determinados anticuerpos en las muestras de sangre. Cuando un organismo infeccioso invade la corriente sanguínea, una de las acciones defensivas del sistema inmunitario es hacer que los anticuerpos lo combatan. Los anticuerpos se crean para eliminar un tipo específico de organismo. Si contraes parotiditis, por ejemplo, elaborará anticuerpos para combatir los virus de la parotiditis. Estos anticuerpos solo eliminan al virus de la parotiditis; no actúan contra ningún otro tipo de organismo. Por tanto, al identificar los tipos de anticuerpos presentes en la sangre, los médicos saben qué microorganismo está causando la infección. El problema que tenemos con este método es que una vez que alguien está infectado y se han fabricado los anticuerpos, las células sanguíneas blancas mantienen el recuerdo del incidente y producen continuamente pequeñas cantidades de anticuerpos. Por eso la presencia de estos en la sangre no indica necesariamente una infección activa; solo significa que en el pasado el cuerpo se ha encontrado una vez con este organismo específico. Puede que hayas sufrido una infección hace veinte años, pero seguirás teniendo anticuerpos para esa infección circulando por tu corriente sanguínea.

Otro problema de basarse en los anticuerpos es que hay muchos organismos con los que la mayoría nos encontramos en algún momento de nuestras vidas. La presencia de anticuerpos de estos organismos es tan frecuente que se espera encontrarlos prácticamente en cualquier persona, y por tanto se pasan por alto como posible causa. No obstante, estos organismos habituales pueden ser los causantes del problema. La cándida, por ejemplo, es un habitante común del cuerpo humano. La mayoría de nosotros tenemos anticuerpos para este hongo, de manera que en un análisis no se le prestaría atención. Sin embargo, se sabe que la cándida causa artritis.[54-55]

El método más empleado para determinar la presencia de microorganismos es hacer crecer un cultivo usando una muestra de sangre o de líquido sinovial. La muestra se extiende en una placa de agar y se dejar crecer lo que está en el líquido. Luego se analiza e identifica el resultado. Uno de los problemas de este método es que si hay una cantidad reducida de microbios, como sería el caso en una enfermedad artrítica crónica, puede que no se dé ningún crecimiento. O, si otro organismo común está presente, puede predominar sobre el verdadero protagonista e impedir su identificación. Hay organismos que sencillamente no crecen bien en cultivos y por tanto no se muestran, aunque sean abundantes. Esto es lo que llamamos bacterias no cultivables o incultivables. Muchas de las bacterias asociadas con la artritis crónica son de este tipo.[56] Otro problema es que el crecimiento de organismos varía con la temperatura, el pH, los niveles de oxígeno, etc. Hay que proporcionarle al cultivo las condiciones adecuadas para crecer. Un organismo anaeróbico no crecerá en un entorno aeróbico, y del mismo modo un organismo aeróbico no crecerá en un entorno anaeróbico. La mayoría de los cultivos son pruebas para localizar organismos aeróbicos. Sin embargo, muchas infecciones artríticas son causadas por organismos anaeróbicos. De manera que los resultados negativos en los cultivos no significan necesariamente que no haya microorganismos presentes.

Las pruebas de laboratorio para detectar infecciones no son siempre concluyentes. En un estudio que analizó 168 casos confirmados de artritis infecciosa aguda, los investigadores descubrieron que el aumento del número de las células sanguíneas blancas se producía solo en el 40% de los casos. Los cultivos de sangre no mostraron la infección en el 50% de los casos, mientras que los cultivos de líquido sinovial fallaron en el 12% de los casos. Por tanto, los fallos a la hora de mostrar el agente causativo son bastante habituales. Esta tendencia es todavía más alta en la artritis infecciosa crónica, en la que los organismos pueden estar presentes en cantidades comparativamente pequeñas.

La razón por la que no se han encontrado agentes infecciosos en todos los casos de artritis es que los métodos usados para identificar los organismos no han sido lo suficientemente precisos. El hecho de que se hayan descubierto microorganismos en todos los tipos principales de artritis y de que esa infección de las articulaciones esté claramente documentada como causa de esta enfermedad ofrece una prueba sólida para la hipótesis de la infección.

Otra razón por la que no siempre se encuentran bacterias en la sangre o en el líquido sinovial es que no tienen por qué estar presentes en estos tejidos para causar irritación y dolor.

Una infección crónica de grado menor localizada en otra área del cuerpo puede ser la fuente del problema. Tal vez esta pequeña infección no produzca ningún marcador significativo para la detección; sin embargo, puede desprender pequeñas cantidades de material tóxico de desecho que posiblemente tenga un impacto significativo en la salud de las articulaciones y otros tejidos. Una de las fuentes más comunes de infección crónica es la boca. En el siguiente capítulo aprenderás cómo la salud de tu boca está directamente relacionada con tus articulaciones. Este conocimiento nos muestra la causa principal de la artritis y nos dirige hacia la solución.

Capítulo 4

LA CONEXIÓN DENTAL

UN PROBLEMA BUCAL

Aunque la ciencia médica ha identificado varias formas distintas de artritis, todas tienen algo en común. Están causadas o al menos agravadas por microorganismos, bacterias, virus y hongos. ¿De dónde vienen estos microorganismos? Pueden venir prácticamente de cualquier sitio. Lo sorprendente es que la mayoría de las infecciones de articulaciones tienen sus orígenes en la boca. Los microorganismos de las infecciones orales (caries, enfermedad de la encía, abscesos, etc.) entran en la corriente sanguínea, donde se asientan en los tejidos de las articulaciones. Una vez ahí causan inflamación y descomposición de tejido, provocando los síntomas característicos de la artritis.

En nuestros cuerpos residen unos cien billones de bacterias y otros microorganismos, la mayoría de ellos en el aparato digestivo, pero alrededor de diez mil millones tienen su hogar en la boca. Se conocen más de seiscientas especies de bacterias que habitan en la boca. Además, tenemos millones de virus, hongos y protozoos que proliferan junto a ellas. Aunque no podemos distinguirla a simple vista, la boca está repleta de vida microscópica.

Algunos de estos organismos viven en nuestras bocas sin causar mucho problema; otros son pequeños vándalos, que carcomen los dientes, el hueso y las encías. Si entran en la corriente sanguínea, son capaces de propagar su estela de destrucción por todo el cuerpo. Incluso los organismos más benignos que hacen poco daño en la boca pueden convertirse en demonios al entrar en la corriente sanguínea. En la boca se portan bien, sin causar daño, pero fuera de su entorno habitual, pueden pasar de ser un Dr. Jekyll dócil a un terrible Mr. Hyde.

Los organismos más destructivos de la boca roen el diente, infectan los tejidos blandos, excavan en las encías y en el hueso, causan inflamación, crean olores pestilentes y hacen de la boca, en general, un desagradable nido de infección. La infección daña los tejidos y permite a los microbios entrar en los capilares y en los vasos sanguíneos. Desde ahí, circulan por el flujo sanguíneo, llegando a las articulaciones y otros tejidos. Si el sistema inmunitario es fuerte, barrerá a la mayoría de estos invasores sin mucho problema. Pero si se encuentra de alguna manera afectado o si la fuente de la infección está lanzando grandes cantidades de microbios en la corriente sanguínea, pueden surgir infecciones secundarias en las articulaciones o en cualquier otra parte del cuerpo.

La salud oral y la artritis

La conexión existente entre la salud oral y la artritis no es nueva. Ha sido reconocida desde tiempos ancestrales. En los antiguos textos médicos griegos y babilonios existen referencias a la coexistencia de enfermedades sistémicas y el dolor de muelas. El médico griego Hipócrates (460-377 a. de C.), a quien se conoce como el padre de la medicina occidental, describe que curaba la artritis extrayendo los dientes infectados.

Uno de los firmantes de la Declaración de Independencia, el doctor Benjamin Rush (1745-1813), era plenamente consciente de la conexión entre artritis y salud dental. El doctor Rush desempeñó el cargo de director general de Sanidad del Ejército Continental y más tarde fue profesor de medicina en la Universidad de Pensilvania. En su libro *Medical Inquiries and Observations* (Investigaciones y observaciones médicas) dedica un capítulo a la conexión entre la salud oral y las enfermedades sistémicas. Describe un caso de artritis reumatoide:

> En algún momento del mes de octubre, de 1801, atendí a la señorita A. C., con reumatismo en la articulación de la cadera, que sucumbió, durante algún tiempo, a varios medicamentos para esa enfermedad. En el mes de noviembre volvió con gran violencia, acompañado de un dolor intenso de muelas. Sospechando que el dolor de su muela, que estaba cariada, avivaba la afección reumática, le pedí que fuera a que se la extrajeran. El reumatismo desapareció inmediatamente de su cadera, y se recuperó en pocos días. Desde entonces ha seguido libre de la enfermedad.

La conexión entre salud oral y enfermedad sistémica fue observada por otros médicos antes que él. Afirma:

Me ha hecho feliz descubrir que simplemente he contribuido a las observaciones de otros médicos al apuntar la conexión entre la extracción de un diente cariado y enfermo y la cura de enfermedades generales. No puedo evitar pensar que nuestro éxito al tratar todas las enfermedades crónicas aumentaría considerablemente si dirigiésemos nuestras investigaciones al estado de los dientes de los enfermos.

Los dentistas y otros médicos del siglo XIX constataban frecuentemente la coexistencia de la artritis con la «mala dentadura». Extraer los dientes infectados frecuentemente llevaba a la recuperación. Esta observación llevó al planteamiento de la *teoría focal de la infección*, que afirma que una infección en la boca (o en cualquier otra parte del cuerpo) puede expandirse o hacer metástasis y causar infecciones secundarias en otra área. La primera infección era el foco u origen de las otras. Las infecciones secundarias podían surgir en cualquier punto. Si afectaban al corazón, podían causar endocarditis, una enfermedad potencialmente mortal; si se producían en las articulaciones, causaban artritis; del mismo modo, en la vesícula biliar, colecistitis; en los riñones, nefritis; en el colon, colitis, etc.

Durante la primera parte del siglo XX algunos de los hombres más distinguidos de la ciencia médica publicaron estudios acerca de las infecciones focales y su relación con la enfermedad sistémica. Estos precursores observaron una fuerte asociación entre la salud dental y las enfermedades reumáticas. Estas hacen referencia a trastornos del tejido conectivo y entre ellas están la artritis reumatoide, la osteoartritis, la fiebre reumática, la enfermedad cardiaca reumática, la artritis psoriásica, la espondilitis anquilosante, la fibromialgia y el lupus eritematoso sistémico, entre otras. De todas estas las diferentes formas de artritis parecen estar entre las enfermedades más destacadas asociadas con la salud dental.

Sir William Willcox (1870-1941), doctor en medicina, director de la Sociedad Médica de Londres e investigador científico principal del Ministerio del Interior británico, expresó la opinión de que el 90% de los casos de artritis infecciosa no específica se debían a una infección proveniente de la dentadura.[1]

El doctor Russell L. Cecil (1881-1965), que fue profesor de medicina clínica en la Facultad de Medicina de la Universidad de Cornell, que trabajó como asesor médico jefe en la Fundación de la Artritis, y se considera uno de los «padres fundadores» de la reumatología norteamericana, declaró:

Cuando examinamos las infecciones de estreptococos en la dentadura y su relación con la enfermedad sistémica, pensamos en primer lugar y principalmente en la artritis infecciosa, actitud más que justificada porque gran cantidad de casos en la edad adulta y en la más avanzada se deben a una infección dental. En nuestros estudios sobre la artritis en el hospital Bellevue, a menudo hemos tenido éxito en aislar los estreptococos tanto de la sangre como del líquido articular en pacientes con artritis infecciosa. En algunos de estos pacientes un estreptococo ha sido recogido también del ápex (raíz) de un diente infectado.[2]

Uno de los investigadores más prolíficos sobre infecciones focales fue el doctor Frank Billings (1854-1932). El doctor Billings fue uno de los médicos más respetados de su tiempo. Fue jefe del Departamento de Medicina de la Universidad de Chicago y desempeñó el cargo de director de la Asociación Médica Norteamericana. Demostró que las infecciones de los dientes, encías e incluso amígdalas pueden expandirse por el cuerpo y provocar artritis y otros problemas de salud. Realizó muchas investigaciones con animales y clínicas que demostraron la relación entre las infecciones orales y la artritis.

Las infecciones bucales de pacientes artríticos fueron inyectadas en animales, que posteriormente desarrollaron el mismo tipo de artritis. El doctor Billings registró numerosos casos de estudio como el siguiente: la señora A. P. R., de treinta y ocho años, tenía osteoartritis de la cadera izquierda desde hacía seis años, con un ligero acortamiento de la pierna, dolor, rigidez y cojera al esforzarse que gradualmente aumentó en gravedad. Los rayos X mostraron erosión de la cabeza y el cuello del fémur (hueso superior de la pierna) con un ligero aplastamiento de la cabeza. Al examinar la boca de esta mujer, se descubrió una infección de grado menor en las amígdalas, que fueron extirpadas quirúrgicamente. Se hizo crecer un cultivo del tejido infectado. Una parte del cultivo fue luego inyectada vía intravenosa en un conejo de laboratorio. En unos días el animal desarrolló una osteoartritis múltiple aguda, la misma enfermedad que padecía la mujer. La infección se agravó tanto que el conejo murió pocos días más tarde. A los seis meses de dejar el hospital, la señora A. P. R. estaba libre de artritis. Podía caminar, jugar al golf, montar a caballo y realizar esfuerzo físico sin molestias. El único vestigio de la artritis era una ligera cojera debida al acortamiento de su pierna.[3]

Otro investigador prolífico, el doctor Weston A. Price, cirujano dental (1870-1948), que trabajó como director de investigación de la Asociación Dental Norteamericana, estudió durante veinticinco años la relación entre infecciones focales en la boca y enfermedad sistémica. En 1923, se recopilaron sus investigaciones y fueron publicadas en dos volúmenes con un total de más de mil cien páginas.[4] Algunos de los estudios más extensamente documentados de estos volúmenes trataban sobre la conexión entre artritis e infecciones orales.

Uno de los casos descritos por el doctor Price fue el de una mujer con una artritis deformante tan grave que había estado postrada en cama durante seis años. La artritis le afectaba las rodillas, las caderas, la columna, el cuello y las manos. Tenía las manos tan deformes e inflamadas que llevaba cinco años sin poder alimentarse por sí misma. Le extrajeron varios dientes infectados. La paciente comenzó a mejorar inmediatamente. A los tres meses caminaba con la ayuda de muletas. Con el tiempo se recuperó por completo y dejó de necesitar las muletas. Sus manos, que estaban «tan rígidas como las de una estatua», se volvieron flexibles y pudo enhebrar agujas y coser, una actividad que llevaba años sin poder realizar.

La recuperación del paciente ya fue de por sí extraordinaria, pero la historia no termina ahí. El doctor Price tomó el diente infectado, lo lavó a conciencia y luego lo implantó quirúrgicamente bajo la piel de un conejo. A los dos días el animal desarrolló el mismo tipo de artritis incapacitante que había tenido la paciente. A los diez días murió de la infección.

En otro caso, un hombre de cuarenta y siete años había recibido un tratamiento de endodoncia veintitrés años antes de ver al doctor Price. Durante catorce años había estado sufriendo dolor y rigidez debido a una artritis en la columna que estaba empeorando progresivamente. Apenas conseguía girar el cuerpo o doblar la espalda de la cadera hasta la cabeza y se había visto obligado a dejar su trabajo. El diente en el que le habían practicado la endodoncia le dolió en repetidas ocasiones al poco tiempo de realizarla pero durante muchos años no le había producido ningún síntoma de malestar. Sospechando que el diente estaría infectado, el doctor Price lo extrajo. El paciente se recuperó con rapidez, y en seis meses se sintió completamente aliviado de sus síntomas y pudo volver al trabajo. Lo único que se hizo fue eliminar la infección dental. Varios conejos a los que se les inoculó un cultivo hecho a base de la infección dental del paciente desarrollaron la misma deformidad en la columna vertebral.

El doctor Price realizó investigaciones similares con miles de dientes infectados de un millar de pacientes que sufrían artritis y otras enfermedades degenerativas. Las piezas extraídas se insertaron bajo la piel de conejos, que casi invariablemente desarrollaron de inmediato las mismas enfermedades debilitantes que tenían los pacientes. Si un paciente venía con artritis, los conejos desarrollaban artritis. Si los pacientes tenían enfermedades de corazón o problemas renales, los conejos sufrían los mismos problemas, y con frecuencia también otros. Las infecciones se volvían tan agudas que normalmente los animales morían en una o dos semanas. En algunos casos las infecciones se agravaron tanto que murieron en veinticuatro horas.

Se extrajeron los dientes que causaban infecciones letales en los conejos, se lavaron y se insertaron en otros conejos. Estos murieron también a los pocos días de la infección. El proceso se repitió. No importa cuántas veces se trasplantaran los dientes, los resultados eran parecidos.

Para asegurarse de que la causa de los problemas de salud eran los microbios de los dientes infectados, en lugar de otros factores desconocidos, el doctor Price experimentó también con la inserción de un diente esterilizado bajo la piel de los conejos. No sucedió nada. Los animales no mostraron una reacción adversa y vivieron durante meses sin ningún signo de infección. Probó incluso a insertar objetos como monedas y seguía sin observar ninguna reacción. Los conejos solo desarrollaban la infección cuando se les insertaba un diente infectado o cultivos elaborados a partir del diente infectado.

Los dentistas suelen tratar los dientes como si estuvieran aislados o desconectados del resto del organismo. Sin embargo, forman parte del cuerpo en la misma medida que el corazón, los pulmones o el estómago. Si tu corazón no está funcionando apropiadamente, puede influir profundamente en tu salud. Lo mismo que estos otros órganos, cualquier cosa que afecte a los dientes puede tener un efecto en el cuerpo entero. Por eso no es tan difícil de creer que si los dientes están enfermos, el resto del cuerpo también lo sentirá.

Uno de los efectos de la infección oral es un cambio en la composición química de la sangre. Los niveles de calcio, la cantidad de células sanguíneas blancas y rojas, el equilibrio del pH, el nivel de azúcar en la sangre, el tiempo de coagulación, y toda una cantidad de anticuerpos y marcadores de inflamación se ven afectados por las infecciones orales. La sangre se vuelve más ácida, aumenta el azúcar (glucosa) en el fluido sanguíneo y disminuyen las células rojas; todos estos cambios pueden tener efectos adversos para la salud. Otra sustancia que se ve afectada por la infección oral es el ácido úrico. Las infecciones dentales desestabilizan los niveles normales de ácido úrico. Un estudio antes y después de eliminar la infección dental ha mostrado una reducción de ácido úrico tras la eliminación de las infecciones dentales.[5] Como se ha indicado anteriormente, un nivel elevado en la sangre promueve la formación de cristales de urato de sodio en las articulaciones. Los cristales de urato son el rasgo característico de la gota. Esto nos proporciona más pruebas de que la infección es la causa subyacente de la gota.

Aunque las bacterias en sí mismas pueden atacar tejidos y causar muchos cambios en la sangre, un problema mayor son las toxinas que producen. Las bacterias ni siquiera tienen que estar en la corriente sanguínea para causar problemas. La infección en un diente puede segregar un flujo continuo de toxinas que terminan en la sangre, envenenando el cuerpo lentamente. Ciertos tejidos, como las articulaciones, pueden ser altamente sensibles a algunas de estas toxinas y serán los primeros en reaccionar o en irritarse. Por tanto, el dolor de la articulación y el músculo puede surgir incluso aunque no haya bacterias en estos tejidos.

La ciencia moderna y la conexión con la dentadura

La conexión entre salud oral y artritis ha sido documentada durante muchos años. La investigación de infecciones focales continúa hasta nuestros días. En Medline, una base informatizada de datos de artículos de publicaciones médicas, hay más de cuatrocientos estudios publicados desde 1980 bajo los parámetros de investigación de «artritis y enfermedad periodontal». Echemos un vistazo a algunos de los resultados recientes de la investigación.

La bacteria *Porphyromonas gingivalis* (*P. gingivalis*), como su nombre implica, es una de las causas más habituales de gingivitis y periodontitis (es decir, enfermedad de la encía). Se trata de un habitante común de la boca. Hasta cierto punto prácticamente todos tenemos *P. gingivalis* viviendo en nuestras bocas. Por supuesto, quienes sufren infecciones activas de encías tienen un sobrecrecimiento de este organismo. Y cuanto más tienes en la boca, más probable es que se abra camino hasta la corriente sanguínea y termine en otras partes del cuerpo, como las articulaciones.

Los anticuerpos para la *P. gingivalis* se encuentran más comúnmente en quienes sufren artritis reumatoide que entre la población general. De hecho, una infección oral de *P. gingivalis* es un factor de riesgo reconocido para la artritis reumatoide.[6]

P. gingivalis no es la única bacteria que causa problemas. Cualquiera de los miles de especies de bacterias, virus y hongos que habitan en la boca tienen la capacidad potencial de infectar las articulaciones. Varias bacterias orales han aparecido en la sangre y en el líquido sinovial de pacientes afligidos con artritis reumatoide y de otros tipos. La presencia de bacterias orales en la sangre y en el líquido de las articulaciones indica que las bacterias migran desde la boca, a través de la corriente sanguínea, a las articulaciones, donde quedan atrapadas e inician la serie de actividades que provocan los síntomas característicos de diferentes tipos de artritis.[7] Las publicaciones médicas están repletas de casos en los que las bacterias orales han causado esta enfermedad.[8-10]

Los estudios demuestran que quienes padecen la enfermedad de las encías tienen ocho veces más probabilidades que la población general de desarrollar artritis reumatoide.[11] Y viceversa, es más probable que quienes sufren artritis tengan enfermedad de las encías y pérdida de dientes.[12-13]

Numerosos estudios han confirmado una relación estrecha entre enfermedad periodontal y artritis reumatoide y juvenil.[14-19] Asimismo las pruebas muestran una relación estrecha entre la gravedad de la enfermedad periodontal y la artritis reumatoide. Comparados con la población general, los enfermos de artritis reumatoide avanzada tienen más probabilidades de desarrollar problemas periodontales más graves.[20]

El proceso de la enfermedad tanto en la artritis como en la enfermedad de las encías es muy parecido. El reumatólogo Elliot Rosenstein, profesor de medicina de la Universidad de Nueva York, explica:

La artritis reumatoide y la enfermedad periodontal están caracterizadas por una inflamación que se mantiene por sí misma en un compartimento lleno de líquido adyacente al hueso en él las células inflamatorias y otros factores llevan a manifestaciones clínicas comunes (dolor, inflamación) y, con el tiempo, a la erosión del hueso adyacente.[21] En esencia, el proceso de la enfermedad es el mismo en ambos casos.

La relación entre artritis y enfermedad periodontal es más que una simple susceptibilidad en común. Por ejemplo, cuando se induce la artritis en animales de laboratorio, frecuentemente desarrollan también una enfermedad periodontal.[22] Las similitudes no terminan aquí. Las bacterias orales que causan la enfermedad de las encías producen en la sangre los mismos marcadores autoinmunes que caracterizan a la artritis reumatoide.[23-24]

Los paralelismos entre la artritis reumatoide y la enfermedad de las encías son tan fuertes que algunos investigadores afirman que ambas son expresiones de la misma dolencia.[25] Aunque esto puede sonar extraño al principio, en realidad tiene mucho sentido. El diente y la cavidad forman una articulación, lo mismo que las vértebras o el codo. Tanto si tienes artritis en las articulaciones del dedo o de las rodillas como en las de los dientes, es lo mismo.

La enfermedad periodontal es fundamentalmente la artritis de los dientes. Es solo que se hallan situados en un entorno que se encuentra inherentemente infectado de bacterias: nuestras bocas. Estar en un entorno así aumenta el riesgo de desarrollar una infección. Una vez que la infección se desarrolla en los dientes, puede migrar fácilmente a otras articulaciones del cuerpo.

Si las infecciones orales causan artritis, un posible tratamiento sería centrarse en los problemas dentales. Si eliminas la fuente o el foco de infección de la boca, serás más capaz de combatir la infección que quede en el resto del cuerpo. Estudios recientes demuestran que esto es exactamente lo que sucede. En uno de estos estudios, por ejemplo, los sujetos con artritis reumatoide y periodontitis crónica leve o

ARTICULACIÓN NORMAL

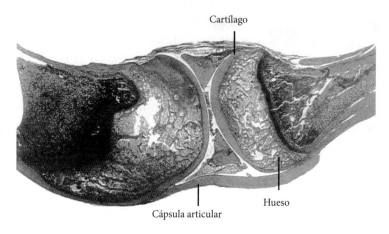

Cartílago

Hueso

Cápsula articular

Las fotografías muestran las superficies articuladas de una rodilla normal de conejo y de una rodilla artrítica del mismo animal. La foto de la derecha se tomó desde un plano ligeramente diferente del de la foto de la izquierda y muestra parte del ligamento que conecta los huesos superior e inferior de la pata.

Se extrajo un diente humano infectado, al que se le había practicado una endodoncia. Dentro del diente se hizo crecer un cultivo de bacterias. Este cultivo fue inyectado en el conejo. A los doce días el animal desarrolló hinchazón de la rodilla izquierda y empezó a tener dificultades para mover esa pata. Tras veinticuatro días, el animal fue sacrificado y se le practicó una autopsia.

La fotografía de la izquierda muestra la articulación de la rodilla derecha del conejo que no fue afectada por la infección y tiene un aspecto normal. Observa el buen estado de los tejidos articulares. Las cabezas de los huesos de la pata y el cartílago que las cubre tienen superficies suaves y uniformes, y las membranas sinoviales y la cápsula articular están intactas y claramente definidas.

moderada de al menos tres años de duración recibieron un tratamiento dental consistente en raspado y alisado de las raíces e instrucción sobre higiene oral. Tras ocho semanas el 59% de los pacientes mostró una mejoría en las pruebas estándar de artritis.[26] Los resultados probablemente hubieran sido incluso más elevados si se hubieran tratado todos

ARTICULACIÓN ARTRÍTICA

Ligamento

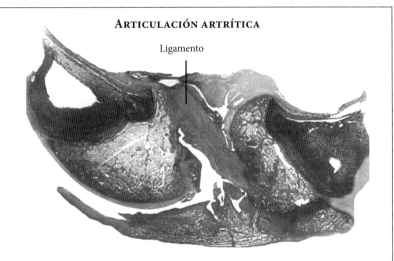

La fotografía de la derecha muestra la articulación artrítica de la rodilla izquierda del conejo. Observa el amplio alcance del deterioro causado por la infección.

La diferencia en tamaño entre las dos articulaciones se debe a la hinchazón de la rodilla afectada. En la articulación artrítica ha habido destrucción inflamatoria muy extensa de la cápsula articular, con su ruptura. El pus se salió cuando se dañaron los tejidos. La estructura interna de la cabeza del hueso muestra descalcificación y el proceso inflamatorio ha mutilado gravemente las superficies articuladas y sus cartílagos. Las adhesiones de los ligamentos de conexión han sido lesionadas gravemente y su cuerpo está experimentando necrosis.

Este daño fue causado en solo veinticuatro días por las bacterias trasplantadas de un diente humano extraído. La cantidad de bacterias inoculadas en el conejo fue minúscula, con un peso no mayor de uno o dos milésimas de un gramo. A pesar de las defensas naturales del cuerpo contra la infección, las bacterias pudieron sobrevivir en la corriente sanguínea e invadir el tejido de la articulación. Las bacterias que entran en la corriente sanguínea desde un diente infectado, pueden tener un efecto parecido.

los problemas dentales y empleado técnicas adicionales de higiene oral.

Con respecto a la fibromialgia, la infección es probablemente la causa subyacente. Sin embargo, en lugar de atacar a las articulaciones, los microorganismos atacan principalmente a los nervios y al sistema nervioso central. Varios microorganismos han sido relacionados con esta enfermedad, entre ellos las bacterias orales.[27]

Numerosos estudios, recientes y pasados, han proporcionado pruebas convincentes de que tratar los problemas dentales puede tener un efecto notable en la salud sistémica. Los fármacos empleados para la artritis y la fibromialgia no hacen nada para detener la progresión de la enfermedad; solo enmascaran los síntomas. Tratar los problemas dentales, en cambio, provoca realmente una regresión de la enfermedad y ofrece la posibilidad de una recuperación total.

REEMPLAZO DE ARTICULACIÓN

Con la terapia de fármacos convencional los síntomas pueden disminuir, pero la enfermedad sigue su curso. Cuando empeora, llega un punto en que se suele ofrecer un reemplazo de articulación, que se describe como una solución maravillosa para todos los problemas de articulaciones. No más dolor, más libertad de movimiento, etc., suena todo muy tentador.

Aparte del hecho de que las articulaciones artificiales son solo temporales y puede que haya que reemplazarlas en unos cuantos años, hay otra limitación muy importante, y es que son altamente susceptibles a la infección. Las articulaciones de por sí son muy propensas a la infección, pero cuando se extirpa el tejido natural y se reemplaza por estructuras artificiales, las posibilidades suben como la espuma. Tan solo has cambiado una infección en una articulación natural por una infección en una articulación artificial. El problema de esta última es que el plástico y el metal no pueden combatir la infección ni sanarse a sí mismos en la forma en que el tejido vivo puede.

Las articulaciones artificiales se infectan a menudo con bacterias orales: esta es otra evidencia más de que las bacterias orales tienden a migrar a los tejidos de las articulaciones. Las intervenciones dentales a menudo hacen sangrar las encías. Las encías sangrantes son heridas, lo mismo que cualquier otra herida que puedas tener en la piel. Ofrecen un portal para que los organismos infecciosos entren en la corriente sanguínea. Incluso si la herida sana en un par de días, dura lo bastante como para permitir que las bacterias entren y ataquen a las articulaciones, causando una infección aguda. Quienes tienen articulaciones artificiales son especialmente susceptibles a la infección después de haber experimentado una intervención dental.[28]

Los cirujanos recomiendan rutinariamente a sus pacientes con articulaciones artificiales que tomen antibióticos cuando se sometan a *cualquier* tratamiento dental, incluso una limpieza periódica.[29-30] Los antibióticos deberían administrarse antes y después de que la intervención dental se lleve a cabo. Incluso con la administración de antibióticos no hay garantía de que no vaya a producirse una infección. Sin embargo, no todo el que visita al dentista necesita antibióticos. Si estás libre de artritis, no tienes articulaciones artificiales u otros dispositivos (por ejemplo, válvulas cardiacas mecánicas, ojos artificiales, etc.) y por lo demás tu salud está bien, tu sistema inmunitario debería ser capaz de resistir a las bacterias que penetran en tu corriente sanguínea tras el tratamiento dental.

Es interesante advertir que cualquier dispositivo protésico implantado dentro del cuerpo tiene un elevado potencial para la infección. Esto incluiría también los implantes dentales, coronas y dientes con endodoncia, que, por tanto, son objetivos prioritarios de la infección. Ellos mismos pueden convertirse en focos de infección.

Capítulo 5

La raíz del problema

La anatomía del diente

El ser humano adulto tiene treinta y dos dientes: doce molares (entre ellos las cuatro muelas del juicio), ocho premolares (llamados también *bicúspides*), cuatro caninos y ocho incisivos. Los incisivos son los dientes frontales y se usan para cortar la comida, mientras que la función principal de los molares es masticarla. Los molares tienen de dos a cuatro raíces mientras que los otros dientes tienen una sola raíz. Las raíces encajan en un agujero o cavidad de la mandíbula. Los dientes se mantienen fijos gracias a la membrana periodontal y a las encías.

La parte del diente que sobresale de la encía se llama *corona*. Está cubierta de un material grueso y duro denominado *esmalte*. El esmalte tiene que ser duro y duradero para aguantar la presión de masticar y resistir la acción química y biológica que de otra manera podría dañar al diente.

Bajo la línea de la encía y rodeando la raíz del diente el esmalte se vuelve muy fino. Esta parte del esmalte, que se llama *cemento dental*, está conectada a la membrana periodontal que ayuda a mantener el diente en la cavidad.

Por debajo de la capa de esmalte está la *dentina*, que forma la mayor parte de la estructura del diente. Químicamente es muy parecida al hueso.

En el centro del diente hay una cavidad que contiene los nervios y los vasos sanguíneos que alimentan al diente. A esto se le llama *pulpa*.

Nuestros dientes están situados en un entorno que puede ser hostil. Están rodeados por multitud de bacterias que causan enfermedades, bañados en ácidos, y sometidos a fuerzas aplastantes. Pese a todo esto, los dientes son muy duraderos y están diseñados para durar toda una vida, y lo harán, si los cuidamos apropiadamente. Sin embargo, debido a varias razones, los dientes pueden sucumbir a las influencias negativas y desarrollar una infección. La infección puede estar en los mismos dientes (lo que se suele llamar caries dentales) o puede encontrarse en el tejido blando circundante (enfermedad de las encías o periodontal).

CANALES RADICULARES

Las caries pequeñas normalmente se tratan limpiando la infección y rellenando el hueco con material duro. Si la infección penetra profundamente en el diente y afecta a la pulpa, hará falta algo más que un simple parche.

La integridad del diente se pierde en cuanto las bacterias alcanzan la pulpa. Como la sangre proporciona una fuente rica de nutrientes para las bacterias, la infección se multiplica

EL DIENTE HUMANO

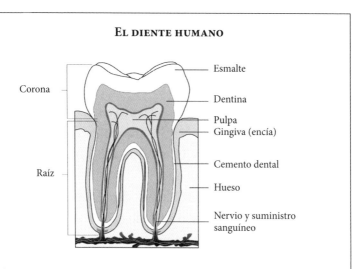

Corona

Raíz

Esmalte

Dentina

Pulpa

Gingiva (encía)

Cemento dental

Hueso

Nervio y suministro sanguíneo

Como se ha indicado, la superficie de los dientes está recubierta por un material muy duro y compacto llamado esmalte. Este es el tejido más duro del cuerpo humano. Bajo las encías las raíces de los dientes no están recubiertas de esmalte, sino de una capa fina y dura llamada cemento dental. Bajo el esmalte y el cemento se encuentra la dentina, es menos dura que el esmalte y el cemento, y con una composición parecida a la del hueso. Forma la mayor parte del diente. En el centro del diente está la pulpa, que contiene el nervio y los vasos sanguíneos.

rápidamente en la cámara pulpar. Desde aquí puede entrar fácilmente en la corriente sanguínea y expandirse. La infección de la pulpa resulta siempre fatal para el diente.

El odontólogo tiene la opción de extraer la pieza enferma o realizar un tratamiento de endodoncia. Llegados a este punto el diente está muy afectado para poder salvarlo. El tratamiento de endodoncia crea un diente postizo aprovechando el armazón del original. Ningún diente artificial puede llenar el hueco con tanta precisión como el que ocupa esa posición naturalmente. Por eso el diente permanece en su lugar, la pulpa se extrae, el núcleo –previamente vaciado– se desinfecta, acto seguido se rellena con un material parecido al caucho, y finalmente se sella y se tapa con una corona de oro o porcelana. Si el diente no está ya muerto debido a la infección, lo hace al extraerle la pulpa y destruir el nervio y el suministro de sangre.

Los dentistas llevan más de ciento cincuenta años realizando endodoncias. Es uno de los tratamientos dentales más comunes. En los Estados Unidos se realizan aproximadamente cuarenta millones al año.

A los pacientes con problemas de corazón como la enfermedad cardiaca valvular o el soplo cardiaco se les advierte que al someterse a un tratamiento de endodoncia (o a cualquier tratamiento dental importante) tomen antibióticos como medida preventiva contra la infección. La razón es que las bacterias del diente infectado pueden expandirse hasta el corazón, causando una endocarditis que puede derivar en insuficiencia cardiaca.

Se han usado diversos rellenos para los dientes a los que se les practica la endodoncia. Con el transcurso de los años uno de los retos a los que se enfrentan los dentistas ha sido encontrar el relleno adecuado, que no se expanda ni se contraiga al endurecerse. La contracción dejaría un espacio vacío en el canal radicular mientras que la expansión podría fracturar el diente. En un principio los canales radiculares se llenaban de oro o amalgama (una aleación de mercurio, estaño, plata y cobre). El relleno más común hoy en día es gutta percha, una resina del árbol isonandra gutta, proveniente de la península de Malasia. Algunos rellenos, como la pasta Sargenti (también conocida como N2), contienen paraformaldehído (una clase de formaldehído en polvo) y a veces mercurio o plomo. El propósito de estos tóxicos es continuar el proceso de desinfectar el diente una vez que la intervención dental se ha completado. Lamentablemente, estas toxinas pueden filtrarse a través de la punta de la raíz y llegar hasta la corriente sanguínea, ocasionando daños a los huesos, el hígado y el cerebro.

En teoría un diente al que se ha practicado una endodoncia, con un material adecuado de relleno, debería realizar la función de masticar los alimentos tan bien como un diente vivo. La caries se detiene y «se salva» el diente, y el paciente mantiene una sonrisa brillante y saludable. Sin embargo, las apariencias engañan.

El problema de la esterilización

Antes de recibir un tratamiento de endodoncia, el diente enfermo puede doler mucho. Tras el procedimiento el dolor desaparece y se considera que se ha «salvado» el diente. Sin embargo, los canales radiculares son engañosos. La ausencia de dolor no es una señal de salud. El diente con endodoncia deja de doler porque se le ha extraído el nervio. Ahora el diente está muerto. Los tejidos muertos no sienten dolor.

Durante el tratamiento de endodoncia, se limpian a fondo la caries y se desinfecta el diente para eliminar todos los microbios. Al echar el material de relleno en esa cavidad se da por hecho que el diente ya está esterilizado. Por tanto la infección no debería volver a ser un problema, ¿no es así? Desgraciadamente no. Por mucho cuidado que se tenga para eliminar los microorganismos, un diente con endodoncia *siempre* quedará infectado.

La naturaleza misma del diente hace imposible la esterilización completa mientras esté dentro de la boca. Déjame explicarte el porqué. La mayoría de la gente tiende a pensar que los dientes son trozos sólidos de calcio, como una roca. Sin embargo, no son tan sólidos como parecen sino muy porosos. Incluso la capa dura de esmalte está repleta de poros.

La dentina, que forma la mayor parte del diente, está llena de millones de tubos minúsculos y huecos llamados *túbulos*. Si tomaras uno de los pequeños dientes frontales y pudieras colocar todos sus túbulos uno tras otro formando una fila, alcanzarían una longitud de unos cuatro mil ochocientos metros. En cada uno de tus dientes tienes toda esa cantidad de espacio (ver ilustración).

Las bacterias son lo bastante pequeñas como para entrar fácilmente y quedarse en los túbulos. El azúcar y los electrolitos tienen también un tamaño lo suficientemente pequeño como para entrar en los túbulos, de manera que las bacterias tienen acceso a nutrientes de sobra para alimentarse. Los

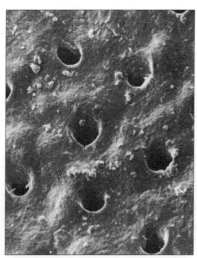

canales largos y estrechos que forman los túbulos dentales con sus múltiples ramas constituyen una estructura particularmente favorable para que estos organismos se escondan en ella por la dificultad física de hacer llegar los desinfectantes a su interior.

Este problema salió a la luz durante la investigación del doctor Weston A. Price sobre la infección

La dentina está llena de poros tubulares llamados túbulos.

focal. El doctor Price descubrió que aunque es posible que los dientes con endodoncia no muestren signos de infección mientras estén en la boca del paciente, al extraerlos, lavarlos e insertarlos bajo la piel de los conejos, los animales contraen infecciones graves. Como sus estudios demostraron que los dientes esterilizados no causan infección, empezó a sospechar que muchos dientes con endodoncia, por no decir todos, podrían estar infectados. Esto le incitó a diseñar una serie de experimentos que tenían como objeto demostrar a qué se debía este fenómeno. Una de las primeras pruebas consistió en colocar un apósito esterilizado que fue empapado en varios antisépticos en las raíces de los dientes con endodoncia y desinfectados. Luego los dientes que contenían el apósito y los antisépticos fueron sellados, lo mismo que sucedería en un procedimiento normal de endodoncia. Para asegurar la esterilización a fondo del canal radicular y que este permanecería así durante un tiempo después del tratamiento dental, empapó previamente en productos químicos antisépticos el apósito de la raíz. Esta primera serie de pruebas se hizo con seres humanos voluntarios.

En un periodo comprendido entre veinticuatro y cuarenta y ocho horas tras la finalización del tratamiento dental, se extrajeron los apósitos de los dientes. Se habían utilizado varios tipos de desinfectantes químicos para comprobar cuáles eran los más efectivos. Cuando examinó los apósitos, el doctor Price concluyo: «Para nuestra sorpresa, en todos los apósitos que se habían dejado en las raíces durante cuarenta y ocho horas, y en la mayoría de los que habían permanecido veinticuatro horas, el apósito apareció infectado independientemente del desinfectante que se usara en él».

Los antisépticos usados en los apósitos perdieron muy rápidamente su poder desinfectante y tras solo un día o dos estaban completamente infectados.

En otra serie de experimentos Price tomó dientes infectados que habían sido extraídos y realizó endodoncias en ellos, extrayendo la pulpa y desinfectándolos como se hace normalmente. A continuación implantó el diente «esterilizado» bajo la piel de conejos. Todos los animales murieron de las infecciones resultantes.

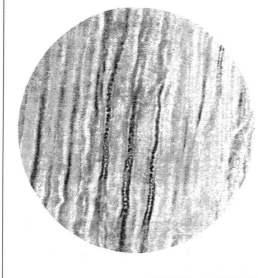

Sección transversal de una porción de dentina. Las bacterias identificadas por las bandas oscuras se ven aquí creciendo dentro de los túbulos dentales.

Las bacterias penetran profundamente en la dentina a lo largo de los túbulos y se abren camino hacia la pulpa. Observa el gran alcance del deterioro en la parte superior de esta sección transversal.

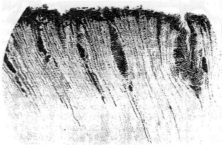

Price puso a prueba la capacidad germicida de más de cien sustancias antisépticas diferentes, entre ellas peróxido de hidrógeno, yodo, formaldehído y ácido sulfúrico. Ninguna de ellas fue completamente satisfactoria para desinfectar los dientes, incluso cuando la cantidad usada fuera tan grande que de haberse empleado en pacientes habría causado lesiones graves.

Price afirmó:

Hemos examinado varios desinfectantes tratando los dientes con ellos antes de implantarlos bajo la piel de un conejo, de la forma más parecida posible a como serían tratados en la boca. De esta manera hemos probado muchos desinfectantes. Hasta ahora he realizado cientos de estos experimentos; sus resultados resaltan la necesidad de tomar otra perspectiva acerca del peligro que suponen los dientes infectados, debido a la clara dificultad, por no decir imposibilidad, de esterilizarlos con un tratamiento a través de un canal radicular.

Price descubrió que uno de los desinfectantes más eficaces era la formalina (contiene un 40% de formaldehído). Sumergió un diente infectado en formalina durante quince minutos, tiempo más que suficiente para eliminar cualquier infección en la superficie o en la cavidad dental. Luego lavó a fondo el diente para eliminar los restos del producto químico y lo implantó bajo la piel de un conejo. Aun así el diente causó infección. Su conclusión fue: «En cualquier circunstancia es extraordinariamente difícil neutralizar la dentina infectada sin usar medicamentos que puedan poner en peligro de alguna manera las estructuras que soportan el diente».

Los túbulos de la dentina forman una red de conductos y canales. Este laberinto hace que sea muy difícil esterilizar un diente aunque esté completamente sumergido en desinfectantes. Price demostró que no hay ningún desinfectante capaz de penetrar a la suficiente profundidad cn los túbulos para esterilizar completamente los dientes. La única manera en que podríamos asegurar que están perfectamente esterilizados sería hervirlos en agua. Los dientes hervidos no causaron infección en los animales de laboratorio.

El doctor Price extrajo cientos de dientes sometidos a endodoncia, y en todos los casos estaban infectados. Con frecuencia los pacientes se quejaban de dolor, sensibilidad o hinchazón, y la infección podía ser identificada con rayos X. Pero en muchos casos, no había signos de infección, ni dolor ni evidencia en los rayos X. Sin embargo, cuando los dientes fueron extraídos quedó claro que ciertamente estaban infectados.

Aunque los experimentos de Price se llevaron a cabo hace muchos años, lo que descubrió sigue siendo válido: todos los dientes sometidos a endodoncia quedan infectados. Los críticos argumentan que las técnicas de endodoncia han mejorado enormemente con los años, y en la actualidad son seguras y eficaces. No obstante, incluso hoy día los dientes con endodoncia suelen estar tan infectados y duelen tanto que hay que extraerlos. Al parecer las técnicas no han mejorado tanto. De hecho, los desinfectantes usados son básicamente los mismos que examinó Price llegando a la conclusión de que eran ineficaces. Incluso el material de relleno que más se usa, gutta percha, es el mismo.

George E. Meinning, cirujano dental, que gran parte de su carrera fue especialista en endodoncias, afirma que pese a los avances técnicos en odontología desde la época de Price:

> El problema de fondo sigue existiendo; las bacterias viven dentro del diente. Los antibióticos y los desinfectantes no las eliminan. Ningún diente con endodoncia está libre de las bacterias potencialmente peligrosas. Es más seguro extraer un diente gravemente enfermo que taponarlo y cubrirlo, creando un caldo de cultivo para la descomposición, sellando en su interior tóxicos y bacterias que se filtrarán en la corriente sanguínea durante el resto de tu vida.[1]

UNA FORTALEZA DE BACTERIAS

El arma más eficaz de nuestro cuerpo contra la infección es el ejército de células sanguíneas blancas del sistema inmunitario. Hay varios tipos distintos de células sanguíneas blancas, cada uno con una función ligeramente diferente. Cuando una célula blanca entra en contacto con un cuerpo extraño, como una bacteria invasora, segrega unas señales químicas que activan la inflamación y provocan que otras células sanguíneas blancas se apresuren a alcanzar al invasor. Estas células se comen literalmente a las bacterias, que luego se descomponen en sustancias en su interior. Otras atacan a las bacterias segregando sustancias que son tóxicas para los organismos extraños. Y otras producen anticuerpos que tienen como objetivo eliminar a un determinado invasor.

Pese a la gran fuerza defensiva del sistema inmunitario, las células sanguíneas blancas se ven completamente desconcertadas e impotentes cuando se trata de enfrentarse a una infección dentro de la dentina de un diente. Ni ellas ni las sustancias que producen pueden penetrar la dentina para atacar a las bacterias.

En los túbulos las bacterias están completamente protegidas de las fuerzas defensivas del cuerpo. El diente, básicamente, se convierte en una fortaleza inexpugnable, en la que las bacterias pueden vivir e incluso proliferar libremente sin ser atacadas.

Al mismo tiempo, las bacterias expelen toxinas, productos de desecho que pueden tener efectos muy perjudiciales para los tejidos circundantes y para la salud en general. En ocasiones esto se manifiesta por medio de una infección local (normalmente de grado menor y crónica) o una implicación sistémica, como la artritis (infección de las articulaciones), la endocarditis (infección del corazón), nefritis (infección de los riñones) o alguna otra enfermedad.

Cuando las bacterias de los túbulos crecen y se aprietan unas contra otras, algunas abandonan su guarida protectora y se abren camino hasta la corriente sanguínea. Desde ahí pueden viajar por todo el cuerpo. Si no las «arrestan» las patrullas de células sanguíneas blancas, pueden asentarse en prácticamente cualquier tejido u órgano y comenzar una nueva colonia. Las bacterias tienden a reunirse en áreas en donde el suministro sanguíneo es restringido y la reacción inmunitaria lenta. Una de sus localizaciones preferidas son las articulaciones. Estas no tienen un suministro sanguíneo como los demás tejidos corporales, lo que les da una buena oportunidad para establecerse. Si la articulación ha experimentado un traumatismo con lesión del tejido que no ha sanado por completo, las bacterias encontrarán aquí un sitio particularmente propicio para establecerse.

La mayoría de las veces las células sanguíneas blancas consiguen rastrear a las bacterias renegadas y mantenerlas bajo control. Los efectos sistémicos pueden ser leves o ni siquiera presentarse. Sin embargo, si se somete al sistema inmunitario a una tensión excesiva, estos invasores pueden correr a sus anchas.

¿Y los antibióticos? ¿No pueden usarse para combatir la infección? Desgraciadamente, también son inútiles. Un diente con endodoncia ya no tiene suministro sanguíneo; por tanto, ni las células blancas ni los antibióticos pueden llegar a su interior.

El diente muerto (es decir, el diente con endodoncia), dice el doctor Price:

> Ofrece un entorno que es particularmente favorable para el organismo invasor y desfavorable para el receptor, ya que el primero está protegido de la agresividad de las fuerzas defensivas del último, y al mismo tiempo es capaz, por las leyes naturales que gobiernan la conducta de los líquidos y los gases, de asegurarse un suministro continuo de nutrientes a través de las paredes de la fortaleza.

Esta fortaleza hace del diente con endodoncia un caldo de cultivo (un foco) de infección. Por este motivo, implantar un diente infectado bajo la piel de un conejo es mucho más peligroso para este que inyectarle la misma cantidad de bacterias puras. Las bacterias puras serían completamente vulnerables al ataque de las fuerzas defensivas del cuerpo.

Sin embargo, un diente con endodoncia puede propagar la infección de manera invencible. El conejo (o el ser humano) está indefenso. En la mayoría de los casos los conejos empleados en los experimentos de Price morían a las dos semanas.

SÍNDROME DEL SHOCK TÓXICO

El lugar más común para las infecciones focales es la boca, pero pueden producirse en cualquier parte del cuerpo. El síndrome del *shock* tóxico (SST) es quizá la enfermedad más fácilmente reconocible asociada a las infecciones focales. En su libro *The Roots of Disease* (Las raíces de la enfermedad), Robert Kulacz, cirujano dental, establece una comparación excelente entre los dientes sometidos a un tratamiento de endodoncia y, lo creas o no, los tampones.

El síndrome del *shock* tóxico es una enfermedad potencialmente fatal causada por las toxinas bacterianas que circulan en la corriente sanguínea. Fue identificado por primera vez a finales de los años setenta del pasado siglo y asociado casi exclusivamente con mujeres que usaban tampones superabsorbentes. Diversos tipos de bacterias pueden causar SST, pero las más comunes son las *Staphylococcus aureus* y las *Streptococcus pyogenes* (que, por cierto, también infectan normalmente a los dientes con endodoncia).

Los síntomas consisten en fiebre, dolores musculares, escalofríos y malestar (una sensación general de incomodidad, desazón o salud enfermiza). Otros síntomas pueden ser dolor de cabeza, tos, náuseas, diarrea, dolor abdominal, confusión o desorientación y presión sanguínea baja. El síndrome del *shock* tóxico puede afectar a cualquier órgano del

LA RAÍZ DEL PROBLEMA

cuerpo, como los pulmones, el hígado, los riñones, el corazón y el páncreas. La muerte puede sobrevenir por insuficiencia orgánica múltiple.

Estos tampones superabsorbentes pueden verse, en cierto modo, como dientes con endodoncia, grandes y esterilizados. Pero en lugar de estar implantados bajo la piel de los conejos, se insertan en el aparato reproductor femenino y rápidamente se infectan.

Como los dientes con endodoncia, los tampones proporcionan un entorno ideal para el cultivo de bacterias. En su ubicación húmeda, oscura y caliente dentro del aparato reproductor, la textura porosa del tampón permite que las bacterias lo penetren junto con la sangre, que les sirve como fuente rica en nutrientes. Si se deja puesto el tampón durante un periodo prolongado de tiempo, las bacterias pueden multiplicarse en grandes cantidades. Las bacterias, y las toxinas que producen, se abren camino en la corriente sanguínea y se expanden por el cuerpo. Las bacterias pueden arraigar en otras partes del organismo, causando infecciones secundarias.

Mientras el tampón permanezca insertado, los antibióticos son inútiles. Igualmente el propio sistema de defensa corporal es inútil. El suministro sanguíneo no llega al interior del tampón, donde se están reproduciendo las bacterias. Por tanto las células blancas que normalmente combaten a los microorganismos causantes de la enfermedad no pueden llegar al punto focal de la infección y los antibióticos tampoco. La única manera de combatirlos es eliminar primero la fuente de la infección, el tampón. Una vez que se ha hecho esto los antibióticos y el sistema inmunitario tienen la oportunidad de eliminar la infección restante y expulsar las toxinas.

El SST también puede ser causado por los dientes infectados, con endodoncia o sin ella. Por ejemplo, una niña de nueve años, que no usaba tampones, contrajo SST. Entre sus síntomas estaban la artralgia (dolor de las articulaciones sin inflamación) y la mialgia (dolor muscular), que derivó en una insuficiencia renal. La causa del problema estaba en el canino superior derecho. Este diente no había sido sometido a endodoncia pero tenía un absceso bastante grave.[2]

Los canales radiculares no son los únicos causantes de problemas potenciales. Por su naturaleza son los principales sospechosos, pero cualquier diente puede infectarse y actuar como foco de infección.

EL ESTRÉS COMO FACTOR CONDICIONANTE

¿Todas las endodoncias causan artritis? No tiene por qué ser así. La probabilidad de que una endodoncia provoque una infección secundaria, como la artritis, depende principalmente de dos condiciones:

1. La calidad de la endodoncia.
2. La salud del paciente.

Si no se limpia ni se desinfecta a fondo el canal radicular o no se rellena o sella de forma apropiada, existen muchas probabilidades de que el diente se infecte gravemente. Cuanta mayor sea la infección que tiene el diente, más probable es que dé lugar a un problema sistémico.

Incluso hoy día, con las modernas técnicas y materiales dentales de los que disponemos, no todas las endodoncias tienen la misma calidad. La profesionalidad de los dentistas y su precisión varía, como sucede en el seno de cualquier otra profesión. Por consiguiente, muchas endodoncias son de baja calidad y propensas a la infección.

Si se pone en peligro la salud del paciente y el sistema inmunitario es incapaz de contener por completo la infección en un diente con endodoncia, se da también un aumento en el riesgo sistémico.

Un individuo con muchos problemas de salud o sometido a un exceso de estrés tiene más probabilidades de experimentar una reacción secundaria de un diente infectado, ya sea uno al que se le ha practicado la endodoncia o no. Por el contrario, un individuo con buena salud quizá no experimente problemas sistémicos porque su sistema inmunitario es totalmente capaz de manejar la infección del diente. Sin embargo, múltiples infecciones dentales pueden doblegar al cuerpo, aunque sea muy fuerte.

Hay muchos factores que pueden afectar a la salud: estrés excesivo en los estudios o en el trabajo, divorcio, muerte de un ser querido, pérdida del empleo, problemas familiares, embarazo, enfermedad, agotamiento físico, exposición a toxinas o a polución, deshidratación crónica, dieta deficiente, adicción al azúcar, consumo de tabaco, alcohol o drogas. Todos estos condicionantes pueden afectar adversamente a tu sistema inmunitario y bajar tus defensas contra la infección. La aparición de la artritis en la vida de una persona surge a menudo tras un incidente estresante.

El doctor Price describe el caso de una mujer de veinte años que acudió a él para que le hiciera un trabajo dental y a la que le colocó coronas en algunos dientes. Más tarde esta mujer contrajo fiebre tifoidea e inmediatamente después desarrolló artritis. Price siguió su caso durante veintiocho años, y la mayor parte de ese tiempo la mujer fue empeorando progresivamente hasta que fue totalmente incapaz de caminar. Sospechando que las coronas que le había implantado años antes podrían estar conteniendo infección y contribuyendo a su problema, extrajo los dientes infectados. A partir de ese momento su artritis fue mejorando gradualmente.

Una sobrecarga de carácter infeccioso puede bajar tanto las defensas del cuerpo que una infección previamente controlada se intensificará hasta llegar a provocar complicaciones sistémicas.

El doctor Price vio a muchos pacientes que, tras experimentar algún gran trauma en sus vidas, desarrollaron rápidamente artritis o algún otro problema de salud. Diseñó un experimento para verificar lo que observaba en ellos. Inyectó a cuatro conejos un cultivo derivado del diente enfermo de un paciente que sufría artritis. La cantidad inyectada era lo suficientemente pequeña para que, en circunstancias normales, los animales tuvieran poca dificultad para combatir la infección y seguir sanos. Dos de los conejos sirvieron como sujetos de control y dos como sujetos de la prueba. Durante los treinta y dos días siguientes estos últimos fueron expuestos a temperaturas frías durante quince minutos cada uno o dos días. Los dos animales de control se mantuvieron en una jaula caliente sin exponerlos al frío. Estos no mostraron efectos adversos ante la inoculación de bacterias, incluso tras varios meses. Sin embargo, los dos expuestos al frío extremo desarrollaron una artritis múltiple muy grave. Este experimento demostró que el estrés puede disminuir la resistencia a la infección lo suficiente como para permitir que incluso una pequeña cantidad de bacterias causen artritis.

El doctor Price observó que las enfermedades infecciosas, en particular la gripe, con frecuencia disminuían la resistencia de una persona hasta el punto de provocar que la infección de un diente enfermo afectara al cuerpo entero. También vio cómo muchas mujeres desarrollaban artritis tras quedar embarazadas, estado que puede ser enormemente estresante. Asumió que una de las razones por las que las mujeres experimentan artritis con más frecuencia que los hombres son los embarazos.

Es posible que las infecciones dentales, aunque potencialmente sean dañinas, no causen lesiones aparentes o graves hasta que el individuo reciba alguna otra sobrecarga, momento en el que se puede producir una destrucción grave. Las principales sobrecargas que contribuyen a esto son la gripe, el embarazo, la lactancia, la desnutrición, el frío, la tristeza, la preocupación, el miedo y la edad.

Una persona que tiene una infección dental sin solucionar porta consigo, en palabras del doctor Price, «una carga potencial de dinamita», que puede explotar cuando menos te lo esperas y afectar a la salud del cuerpo entero. Si eres joven, estás sano y tienes poco estrés en tu vida, una endodoncia realizada correctamente apenas te afectará. Sin embargo, todos envejecemos, y por muy sano que te encuentres, a medida que envejeces disminuye la resistencia a la infección. Por eso la endodoncia que nunca te dio problemas cuando tenías treinta años puede convertirse en una maldición a medida que te vas acercando a los setenta.

LA GRAVEDAD DE LA INFECCIÓN ORAL NO IMPLICA UN MISMO GRADO DE COMPLICACIONES SISTÉMICAS

Tras aprender cómo pueden afectar las infecciones orales a la salud general, parecería lógico asumir que cuanto mayor sea la gravedad de una infección oral, más afectará a la salud. Por tanto, las infecciones orales graves deberían venir acompañadas de problemas importantes de salud o de una artritis acusada. Sin embargo, no es así.

Lo que podría parecer como una paradoja del concepto de la infección focal es la observación de que quienes sufren infecciones orales gravemente agudas no siempre desarrollan otros problemas de salud, mientras que quienes tienen problemas dentales menores o no aparentes con frecuencia sí los desarrollan.

Solo con mirar la boca no es posible saber hasta qué punto el cuerpo está absorbiendo toxinas y bacterias. Por lo general, si hay una infección aguda, esto indica que el organismo es lo bastante fuerte para causar síntomas apreciables, que son parte del proceso de curación. Cuando los síntomas son leves y crónicos es cuando más daño se hace. Cuando alguien desarrolla un absceso, el dolor puede ser intenso y quizá incluso haya una fístula en las encías que segrega pus. Luego, es posible que el dolor vaya desvaneciéndose gradualmente y la fístula se cure. La ausencia de dolor y de pus no significa necesariamente que el problema se haya solucionado de repente o que la infección haya desaparecido. Puede significar que el cuerpo ya no es capaz de mantener una defensa adecuada para expulsar las toxinas de una forma correcta. La infección se ha vuelto crónica, y el pus y las toxinas están ahora filtrándose a la corriente sanguínea, donde irritan y descomponen los tejidos más delicados de la persona.

El doctor Price describe esta situación:

> Vemos con mucha frecuencia, y esto es algo que puede observarse en muchas bocas, la cicatriz de una fístula que se ha cerrado, no porque las condiciones hayan mejorado, aunque aparentemente sea así, sino porque han empeorado. Una defensa activa adecuada contra una infección dental produce una reacción local vigorosa con la consiguiente absorción extensiva y una serie de productos resultantes de la reacción inflamatoria (en concreto, exudados y plasma en la cantidad suficiente para provocar un derrame, lo que solemos llamar el pus de una fístula); por consiguiente, este derrame puede ser, y normalmente es, la prueba de una defensa activa y está formado casi totalmente por productos neutralizados, siendo a menudo estéril; y es mucho más seguro en este estado que el mismo diente infectado sin una reacción local activa.

El doctor Price describe a un paciente con una fístula que ocasionalmente se cerraba; a continuación, la muela se volvía sensible, luego la fístula se abría, descargándose completamente dentro de la boca, y la sensibilidad menguaba. Price le insistía en que se extrajera la muela. El paciente asentía tímidamente pero retrasaba siempre la operación por miedo al procedimiento quirúrgico. Con el tiempo la fístula se cerró, la muela dejó de estar sensible, y parecía que el área había sanado. Como los síntomas inquietantes habían desaparecido, el paciente no veía la necesidad inmediata de volver al dentista y no acudió durante un par de años. Fue una vez que comenzó a desarrollar síntomas de artritis cuando empezó a replanteárselo. Finalmente permitió que le extrajeran la muela. Al hacerlo se descubrió que seguía infectada. Una vez extraída la muela, los síntomas de artritis del paciente experimentaron rápidamente una gran mejoría.

En otro caso, un hombre de mediana edad con una endodoncia realizada correctamente no manifestaba señales de dolor ni molestias. Podía comer sin problemas. Sin embargo, sufría de artritis, y durante meses tuvo grandes dificultades para caminar. El dolor se agravó tanto que era incapaz de trabajar. Con la extracción del diente que tenía la endodoncia sus síntomas desaparecieron por completo. En una visita de seguimiento cinco años más tarde, seguía sin dolor.

Los dentistas pueden detectar la infección bajo las encías empleando rayos X. La infección aparece en forma de halo tenue alrededor del ápex del diente, por lo que la ausencia de este halo se suele interpretar como indicador de que no hay una infección presente. Sin embargo, muchos dientes sin evidencia clara de infección en una radiografía han resultado estar infectados. Por tanto, los rayos X no son infalibles.

El doctor Price descubrió que en algunos casos incluso los dientes con una infección muy grave no muestran síntomas físicos ni evidencias en los rayos X. Nos describe uno de estos casos.

Un hombre sufría artritis reumatoide, que le incapacitaba tan gravemente que solo podía caminar arrastrando los pies. Tenía las manos igualmente incapacitadas. Al extraerle los dientes con endodoncia, los síntomas artríticos que había experimentado desde hacía algún tiempo «desaparecieron por completo rápidamente» y no volvieron.[3]

Aunque los abscesos y otras infecciones agudas pueden ser graves, las infecciones que no causan mucho o ningún dolor son las que pueden ocasionar la mayor cantidad de problemas sistémicos. Estas infecciones son crónicas, silenciosas y destructivas.

La mala dentadura atrae la infección

Los dientes muertos y enfermos son imanes para la infección. A los microorganismos les atraen porque una vez consiguen entrar en ellos pueden permanecer allí indefinidamente recibiendo una fuente constante de sustento y protegidos de las defensas del cuerpo y los medicamentos. Cualquier tipo de organismo infeccioso puede encontrar un refugio seguro en estos dientes.

Los dientes enfermos pueden hospedar no solo bacterias *orales* peligrosas, sino también otros invasores. Cualquier microorganismo infeccioso que entre en la corriente sanguínea puede llegar a la boca y localizar esos dientes que no tienen una defensa adecuada. Por tanto, cualquier infección sistémica puede dejar un vestigio de sí misma en un diente muerto, incluso mucho después de que la primera infección haya desaparecido. Esto puede ayudar a explicar por qué los síntomas de ciertas infecciones parecen demorarse durante meses o años. La enfermedad de Lyme, por ejemplo, puede causar una infección aguda, pero una vez que la enfermedad desaparece síntomas como la artritis pueden durar indefinidamente.

El doctor Price cita el caso de una mujer que se infectó de malaria durante una estancia en el trópico. El tratamiento médico la curó de su enfermedad. Sin embargo, en el transcurso de los siguientes años tuvo recaídas periódicas de la malaria, aunque vivía en Ohio, un área en la que no se da esta enfermedad. Acudió al doctor Price para un tratamiento dental. Este le extrajo un diente en malas condiciones. Siempre que un dentista extrae un diente infectado o realiza cualquier procedimiento dental importante, invariablemente hay microorganismos de la boca que entran en el cuerpo. Casi inmediatamente la mujer sufrió un inconfundible ataque de malaria muy violento. El diagnóstico confirmó su enfermedad al identificar el organismo que tenía en su sangre. Se le trató la infección y se recuperó como solía hacer. Como se ha indicado, antes del tratamiento dental experimentaba frecuentes recaídas de la enfermedad. Tras extraerle el diente infectado, dejaron de sucederse repentinamente esas recaídas, y nunca volvieron a reproducirse.

En otro caso a un hombre se le extrajeron tres dientes infectados. Se crearon cultivos de cada diente y se inyectaron en tres conejos machos. En este caso que contrajeran artritis no fue una sorpresa, pero lo que sí lo fue es que los animales desarrollaran una infección. Al preguntarle, el paciente respondió: «¿No se puede tener un secreto?». Confesó que veinte años antes había contraído una gonorrea y que siguió un tratamiento y, aparentemente, se curó. Aun después de veinte años las bacterias seguían viviendo en él, al parecer en sus dientes.

Como mencioné en un capítulo anterior, sabemos que la gonorrea, la sífilis y otras enfermedades venéreas causan artritis. Esta suele desarrollarse después o en el transcurso de la infección aguda y puede volverse crónica.

Las infecciones del conducto urinario son responsables de muchos casos de artritis.[4] Se sabe que los microorganismos infecciosos que provocan sarampión, faringitis, neumonía, fiebre reumática, meningitis y gastroenteritis (gripe estomacal), por mencionar algunos, causan artritis.

Si tienes dientes con endodoncia, prácticamente cualquier infección con la que te enfrentes durante toda tu vida puede esconderse dentro de ellos y pasar inadvertida, mientras segrega toxinas y provoca reacciones que afectan negativamente a la composición química de la sangre y al sistema inmunitario.

La solución
Eliminar el problema de fondo

Conocemos la causa de la artritis. Entonces, ¿cuál es la solución? El primer paso es identificar y eliminar cualquier foco de infección, la raíz del problema. Esta infección puede estar en los intestinos, el conducto urinario, los órganos sexuales, la boca, y la verdad es que casi en cualquier parte. Sin embargo, en la inmensa mayoría de los casos el foco se encuentra en la boca, específicamente en los dientes y a su alrededor.

Un enfoque lógico sería usar antibióticos para eliminar bacterias en las articulaciones y en los dientes, pero no siempre funciona. Las infecciones en dientes muertos y gravemente enfermos no responden bien a los antibióticos.

Cuando un médico trata a un paciente con tejidos gravemente enfermos o muertos, ¿qué medidas toma por regla general? La única solución es amputar. Lo mismo sucede con un miembro gangrenoso, hay que extraer los dientes muertos y enfermos para impedir que la infección se expanda.

Todos los dientes con endodoncia están muertos y albergan microorganismos infecciosos; de manera que, ¿hay que extraer todos los dientes con endodoncia? Si tienes una endodoncia y no padeces problemas médicos importantes, *especialmente artritis*, y gozas de una buena salud en general, es evidente que tu cuerpo es capaz de protegerse de la infección de tu diente. Este puede quedarse tal y como está sin que haya ningún peligro inminente. Quizá puedas vivir toda tu vida sin complicaciones derivadas del diente. Sin embargo, a medida que envejecemos nuestra capacidad para combatir la infección disminuye, por eso serás más vulnerable con el tiempo.

La ausencia de síntomas o de señales identificables claramente con rayos X no demuestra ausencia de infección. Todos los dientes con endodoncia están infectados. La única cuestión es la gravedad de la infección. Si tienes artritis y, quizá, también otros problemas de salud, es evidente que tu cuerpo no puede defenderse contra las bacterias de tu boca. Deberías plantearte seriamente que te extrajeran los dientes con endodoncia y también los que están muy enfermos.

Las extracciones deben hacerse correctamente. Con frecuencia tras sacar un diente el dentista inserta un trozo de gasa en la cavidad para detener el sangrado, y eso es todo. Sin embargo, tras extraer el diente, hay que dejar el hueco completamente limpio para que se pueda producir la cicatrización. Si en la cavidad quedan tejidos, como trozos rotos de ligamento o de periostio, el hueso tenderá a cicatrizar por encima, dejando un agujero donde no se puede formar un hueso nuevo. Este agujero en la mandíbula puede persistir durante el resto de la vida del paciente y formar un centro para la infección crónica llamado *cavitación*. Entonces el hueso se convierte en un foco de infección. Este problema es fácil de prevenir limpiando la cavidad e incluso, si es necesario, eliminando parte del hueso circundante.

A veces no basta con extraer un diente enfermo y limpiar la cavidad. En algunos casos la infección se ha extendido hasta el hueso subyacente. Si no se extrae, el hueso infectado se convertirá en un foco de infección. El doctor Price descubrió que, en algunos casos, tras la extracción de un diente gravemente infectado, los pacientes no se recuperaban de los problemas sistémicos de salud. En la mayoría de los casos, el origen del problema se puede encontrar en una infección del hueso que rodea al diente extraído. En cuanto se extirpa esa parte del hueso, la salud del paciente mejora notablemente. Por eso el dentista debe examinar el hueso de la mandíbula también y extraer los tejidos infectados.

La extracción de un diente con endodoncia debería hacerla un dentista que tenga conocimiento de los daños de la endodoncia y las cavitaciones. Muchos odontólogos no comprenden el daño que suponen. El tipo de dentista adecuado para esto es el que practica la odontología *biológica* u *holística*.

En algunos casos es necesario extraer los dientes muertos y enfermos para combatir la artritis. Sin embargo, no hace falta extraer todos los dientes enfermos. Si la infección no ha corroído profundamente la pulpa del diente, hay una posibilidad de poder salvarlo. Salvar dientes que están infectados e impedir una infección posterior es fundamental para combatir la artritis. Puedes conseguir esto siguiendo un curso enérgico de acción para mejorar la higiene dental.

Una nueva perspectiva de la salud oral

Te cepillas los dientes después de cada comida, usas hilo dental y enjuague bucal, y visitas al dentista cada seis meses, tal y como se recomienda. Entonces, ¿de qué tienes que preocuparte? De muchas cosas. A pesar de la buena higiene oral, la mayoría de la gente tiene caries activa en la boca. Según la página web de los Centros de Prevención y Control de la Enfermedad, el 90% de la población tiene algún nivel de caries. A un tercio de quienes superan los sesenta y cinco años no les quedan dientes naturales en la boca; la mayoría de ellos los ha perdido por enfermedad e infección. Obviamente el cepillado y las visitas periódicas al dentista no dieron resultado.

Lo sepas o no, es probable que tengas una infección ahora mismo en la boca. Puede que no sea grave y que no haya signos evidentes de los que seas consciente.

Algunos de los signos de infección son mal aliento crónico; caries activas; encías rojas, inflamadas, que sangran fácilmente o retraídas; dientes descoloridos; dolor; sensibilidad al calor o al frío; dientes sueltos, y la presencia de endodoncias y posiblemente también de coronas. Si te identificas con alguna de estas circunstancias, tienes un problema potencial de crecimiento bacteriano excesivo. Si te faltan dientes (que no sean las muelas del juicio) y tienes empastes dentales o coronas, esto indica que has tenido problemas graves en el pasado, y probablemente aún los tengas, pese a mantener una buena higiene oral.

Si el cepillado y el uso de hilo dental habituales no son lo bastante eficaces para prevenir la infección, ¿qué puedes hacer? Una de las mejores acciones que puedes emprender para prevenir la infección y mantener una buena salud oral es seguir una dieta saludable. Comentaré más a fondo este tema en el capítulo 7. Otra cosa que puedes probar es una técnica llamada *desintoxicación con aceite*. La desintoxicación con aceite (también llamada *Oil pulling*) es un método antiquísimo de higiene oral que viene de la medicina ayurvédica de la India. Originalmente se llamaba *gárgaras con aceite*, pero a la versión moderna se la denomina *desintoxicación con aceite*.[*]

En esencia, el *Oil pulling* es enjuagarte la boca con una cucharada de aceite vegetal, del mismo modo en que harías un enjuague bucal. La diferencia principal es que te enjuagas durante quince o veinte minutos. Aunque esto quizá suene un poco extravagante, puede obrar milagros. Lo que sucede cuando te enjuagas la boca con aceite es que este atrae a los microorganismos y los «saca» de los dientes y las encías. El enjuague bucal no hace esto. Las investigaciones han demostrado que el *Oil pulling* es más eficaz para reducir la placa dental (la capa amarillenta que se acumula en los dientes) y la gingivitis. De hecho, la desintoxicación con aceite es entre dos y siete veces más eficaz para reducir la gingivitis que cepillarse o usar un enjuague bucal antiséptico.[5]

El enjuague debe ser vigoroso para funcionar en toda la boca. No hagas gárgaras. Solo mueve el aceite alrededor de los dientes y de las encías. Tras enjuagarte de quince a veinte minutos, escupe la mezcla de aceite y saliva. ¡No te la tragues! Está llena de bacterias, toxinas, mucosidad y pus.

El *Oil pulling* debería hacerse con el estómago vacío. El mejor momento es por la mañana recién levantado antes de tomar el desayuno o cepillarse los dientes.

---

* N. del T.: *Oil gargling* y *Oil pulling* respectivamente.

Esta técnica no reemplaza a los cepillados habituales y a tu régimen de higiene oral; es algo que haces además de todo esto. Se debería hacer a diario durante toda la vida, lo mismo que cepillarse los dientes. Si tienes problemas graves de salud o una caries dental activa, deberías hacer la desintoxicación dos o tres veces al día. El mejor momento para ello es antes de las comidas.

El *Oil pulling* puede estimular reacciones limpiadoras en el cuerpo, como por ejemplo incrementar el drenaje de la mucosidad. Esta es una reacción normal, así que no te sorprendas si, mientras estás haciendo la desintoxicación con aceite, sientes la necesidad de expulsar flemas. Escupe el aceite, aclárate la garganta y despeja las fosas nasales, toma otra cucharada de aceite y continúa. Sigue enjuagándote hasta que lo hayas hecho durante un total de quince a veinte minutos. Esto puede parecer mucho tiempo, pero si mientras tanto te dedicas a realizar otras actividades, como vestirte, preparar el desayuno, leer la prensa, etc., el tiempo se pasa rápidamente.

La primera vez que haces la desintoxicación la sensación de enjuagarte la boca con aceite puede parecerte un poco extraña. A algunos les cuesta bastante tiempo acostumbrarse. Pero terminarás sintiéndote cómodo, especialmente si usas un aceite de buena calidad.

Cualquier tipo de aceite vegetal sirve, pero te recomiendo que uses aceite de coco. La razón es que tiene muchas propiedades que otros aceites no poseen. El aceite de coco tiene un carácter desinfectante natural que puede ayudar a eliminar las bacterias, los virus y los hongos de la boca. También tiene un efecto relajante y curativo en las membranas mucosas. Otros beneficios se describen en el capítulo 6.

La desintoxicación con aceite es sorprendentemente eficaz para hacer una limpieza de la infección de la boca y reducir la carga microbiana del cuerpo entero. Si una infección oral es crónica y causa problemas sistémicos, estos problemas mejorarán o desaparecerán del todo.

Algunos ven con escepticismo que una técnica tan sencilla como el *Oil pulling* pueda ser eficaz. Los resultados hablan por sí solos. Uno de los primeros efectos que la gente nota cuando empieza a hacer la desintoxicación es una mejor salud dental. Por ejemplo, Lorna describe su experiencia:

> Llevo dos semanas haciendo la desintoxicación con aceite. ¡Magníficos resultados! Tengo los dientes más firmes, más blancos y más limpios. Siento como si con cada enjuague se hubiera eliminado toda una capa de mucosidad en la totalidad de la cavidad oral. Sencillamente me siento estupendamente en todos los aspectos.

El *Oil pulling* puede conseguir mejores resultados que ninguna otra forma de higiene oral. Aunque no puede revivir un diente muerto, sí puede ayudar a reducir la infección de ese diente. Por eso, si tienes endodoncias que no están seriamente infectadas, enjuagarte con aceite puede impedir que empeoren. Los dientes enfermos, pero todavía vivos, pueden revitalizarse y salvarse de la extracción o de la endodoncia. La desintoxicación con aceite salvó a Amanda de hacerse una endodoncia:

> Llevo haciendo los enjuagues dos veces al día desde hace un mes. Veo una mejora muy clara. Me habían hecho dos

endodoncias y mi dentista quería hacerme una tercera. He tenido abscesos graves que me causaban un dolor constante. Empecé con el *Oil pulling* y en unos cuantos días el dolor comenzó a disminuir. Tengo las encías sanas y rosadas, y han dejado de retraerse. Tenía otro diente que estaba suelto y con las encías muy retraídas y había que extraerlo, pero las encías se han tensado, apretando el diente, y ha dejado de estar suelto.

Rhonda, enfermera diplomada, había sufrido múltiples infecciones orales:

¿Mi caso? Tiene que ver con dientes y encías. Te ahorraré los detalles desagradables. El hecho de cuidar a los demás no significa que tenga el suficiente sentido común para cuidar de mi propia salud dental tan bien como debería. Pero a los pocos días de la desintoxicación con aceite el dolor desapareció. En unas cuantas semanas ya no necesitaba ninguna intervención quirúrgica.

Afirma que va a seguir con la desintoxicación durante toda su vida.

Los dientes son un tejido vivo, y como otros tejidos vivos del cuerpo, tienen la capacidad de sanar. Incluso estando llenos de caries, si se elimina la infección y se proporcionan los nutrientes necesarios, pueden remineralizarse. Es posible que las caries no se regeneren por completo, pero pueden curarse. Es imposible que los dientes sanen si la infección está presente. El *Oil pulling* elimina la infección. Una madre describe la experiencia de su hija:

Mi hija tenía ocho caries (a la edad de cinco años, hace dieciséis meses) que no se le empastaron. Empezamos a añadir a su dieta más mantequilla y aceite de hígado de bacalao (como recomienda el doctor Weston A. Price) y recientemente comenzamos el *Oil pulling* y añadiendo calcio y magnesio. Se astilló el diente frontal y la llevé al dentista (otro dentista), le hicieron una radiografía y volvió diciendo que tenía solo dos caries. Le miré la boca y vi que había un agujero donde está una de las caries. Pero las manchas marrones (putrefacción) donde estaban las caries ¡han desaparecido! ¡No hay manchas marrones! He pedido las radiografías de su anterior dentista para compararlas. Creo que la dieta y especialmente el enjuague con aceite han curado sus caries.

Por su parte, Tamara nos cuenta:

Empecé hace unos pocos meses. Me ha reportado muchos beneficios. Tenía tres dientes sueltos que ya han dejado de estarlo. Ha desaparecido la sensibilidad de los dientes, puedo comer alimentos calientes, fríos, etc., sin sentir ninguna molestia. La placa abundante y repetitiva que tenía en la parte interna de los dientes frontales inferiores se me cayó literalmente dentro de la boca y nunca más ha vuelto a repetirse. He dejado de tener mal aliento. Tengo los dientes más blancos. Un diente en el que el dentista quería hacerme una endodoncia ya no muestra ningún síntoma de estar «muerto». Varias caries «desaparecieron» cuando fui a que me las empastaran... La artritis que tenía en los dedos de las manos también ha desaparecido... La verdad es que ¿se puede estar mejor? Todos estos cambios por el precio de un poco de aceite.

La desintoxicación con aceite limpia y sana la boca, y todo el cuerpo reacciona. El dolor de la artritis y otros problemas de salud aparentemente relacionados con la salud oral también mejoran. Este es el testimonio de Cherie:

Llevo diez días haciendo enjuagues con aceite. No puedo creer lo bien que funciona. Mis dientes están como si acabaran de hacerles la mejor limpieza del mundo. Además mi lengua y mis encías han vuelto a estar rosadas, como cuando era más joven. Aparte de eso todos esos desechos que normalmente siento que tengo en la boca y en los dientes ahora parecen haber desaparecido. En solo diez días ha aumentado mi nivel de energía. Me siento más tranquila, y para variar estoy de buen humor. He tenido problemas para dormir durante años y ahora estoy empezando a disfrutar de un sueño más profundo y relajado. Mi marido se ha puesto también a hacerlo porque veía mis dientes y no podía creer lo blancos que estaban. Inmediatamente mi marido empezó a sentirse mejor y me dijo que sentía los dientes más limpios. Además su dolor de cadera ha disminuido en un 50% en solo tres días. No sé cómo funciona esto, ¡pero funciona!

Al sacar la infección del diente, se elimina el foco de infección. Sin este continuo flujo de infección en el cuerpo, el sistema inmunitario puede barrer los desechos restantes y los síntomas de la artritis desaparecen. Las siguientes son palabras de Noreen:

Tenía dolores en las articulaciones. Lo pasaba muy mal estando de pie y las articulaciones me dolían terriblemente cuando caminaba. Para no hacer la historia muy larga... empecé a hacer *Oil pulling* hace siete días y apenas puedo creer los resultados. ¡Mi dolor de articulaciones prácticamente ha desaparecido! Creo que todavía estoy asombrada, pero muy agradecida. Me enjuago dos veces al día.

Y Linda nos relata su experiencia:

Pensé que era muy joven para tener artritis, pero las articulaciones de los dedos de los pies, las caderas y las rodillas estaban empezando a dolerme. Tras dos meses de desintoxicación con aceite, todo el dolor desapareció. De eso hace ahora nueve meses y no he vuelto a tener dolor.

Si todavía albergas dudas sobre la eficacia de la desintoxicación con aceite, te recomiendo que leas mi libro *Oil Pulling: enjuagues con aceite para desintoxicar y sanar el cuerpo*. Escrito de manera accesible, este libro expone los razonamientos científicos en los que se basa esta terapia y explica cómo y por qué funciona la desintoxicación con aceite. Recoge muchos casos de investigaciones y de experiencias satisfactorias de gente con distintos problemas de salud, y demuestra fehacientemente la validez de la desintoxicación con aceite. Nona es un ejemplo de ello:

Leer este libro, me ha convencido de que la desintoxicación con aceite *(Oil pulling)* es una terapia válida para desintoxicar el cuerpo, y especialmente si hay problemas con la boca, los dientes y las encías. Empecé a practicarla hace alrededor de un mes; mi artritis y mi dolor han disminuido muchísimo y mis dientes están mucho más blancos; siempre han sido de un color amarillento que hacían que apenas quisiera sonreír.

Ahora Nona tiene mucho por lo que sonreír.

Los dolores y las molestias, así como otros problemas de salud asociados frecuentemente con la artritis, también mejoran. Esto es lo que ocurrió con Beth:

Hizo maravillas con el dolor que sufría debido a la fibromialgia. Me enjuago con aceite durante quince minutos al día. También tengo trastorno temporomandibular y no pensaba que podría ser capaz de hacerlo durante tanto tiempo por el dolor que tengo en la mandíbula. Pero al cabo de solo un par de minutos de enjuagarme, el dolor de mandíbula desapareció. ¡La rigidez, el dolor y las molestias en todo el cuerpo se han acabado! He padecido fibromialgia durante más de quince años y esto es lo único que he probado que me ha aliviado.

Por su parte Sonya nos dice:

Empecé a enjuagarme con aceite hace ocho meses. He sufrido de fatiga crónica y fibromialgia durante más de doce años. Tuve un dolor crónico tan fuerte que me hacía daño moverme. Me costaba trabajo caminar. Terminé pasando la mayor parte del tiempo en la cama. Empecé a desintoxicarme con aceite, y los cambios se produjeron gradualmente semana tras semana, hasta que mi salud volvió a la normalidad. ¡El *Oil pulling* me salvó literalmente la vida!

La desintoxicación con aceite es barata y totalmente benigna. No tiene efectos secundarios ni interfiere en ningún medicamento o dieta. Ni siquiera te tragas el aceite, de manera que no estás ingiriendo nada. Es un procedimiento muy sencillo con un efecto sanador muy poderoso.

Aunque el *Oil pulling* es muy útil, es solo un paso del plan de batalla contra la artritis en siete pasos que describo en este libro. Los siguientes capítulos te muestran los seis pasos restantes.

Capítulo 6

El antibiótico de la naturaleza

L a desintoxicación con aceite (*Oil pulling*) te ayudará a eliminar la infección de la boca, pero ¿las infecciones en otras partes del cuerpo? Necesitas algo que pueda acabar con una infección sistémica. Los antibióticos pueden funcionar, si tienes una infección bacteriana. Pero si es viral o fúngica, o está producida por una bacteria resistente a los fármacos, los antibióticos no te servirán. Además, probablemente no lograrás encontrar un médico que te recete antibióticos sin una buena razón, y para ellos la artritis crónica no es, por regla general, razón suficiente.

Lo que necesitas es un medicamento potente, sin receta, que sirva para todo, antibiótico, antiviral, fungicida, cuyo consumo sea completamente seguro y que no tenga efectos secundarios adversos, aunque se tome durante periodos

119

extensos de tiempo. Esto elimina a todos los medicamentos de venta libre y con receta. Lo que nos hace falta es algo que se pueda consumir sin riesgo alguno, como un alimento. No cualquier tipo de alimento. No todos los denominados «alimentos» son adecuados para el consumo. Nos hace falta un alimento natural, integral, que ofrezca todas las características mencionadas anteriormente. Me viene a la mente enseguida un alimento de ese tipo: ¡el coco! Y, más específicamente, el aceite de coco.

Puedes preguntarte ¿por qué aceite de coco? Aunque hay otros alimentos que ofrecen algunas propiedades como las de los antibióticos, ninguno es tan potente ni tan eficaz, y al mismo tiempo inocuo, como el aceite de coco. El aceite de coco tiene una larga historia de eficacia contra las infecciones, con un extenso cúmulo de investigaciones documentadas que lo respaldan; de hecho, es uno de los mejores alimentos antibióticos de la naturaleza.

Al aceite de coco se le considera un *alimento funcional* porque tiene beneficios para la salud que van más allá de los que nos proporciona su contenido nutritivo. Los alimentos funcionales tienen un valor terapéutico que puede protegernos de distintos problemas de salud. Una de las muchas funciones que cumple es la protección contra la infección. He sido testigo de cómo hace desaparecer los síntomas de la gripe casi de la noche a la mañana, detiene infecciones de vejiga, cura infecciones de hongos crónicas en la piel y en las uñas, brinda un alivio inmediato a la enfermedad de Crohn, sofoca infecciones de herpes, restaura la energía en quienes padecen fatiga crónica y proporciona alivio a quienes sufren de artritis crónica, entre otras cosas. Los investigadores están empleándolo ahora para luchar contra enfermedades difíciles de tratar, como la hepatitis C y el sida.

Mucha gente ha usado el aceite de coco para combatir diversas enfermedades infecciosas con resultados satisfactorios. Mientras estaba en el hospital para hacerse unas pruebas sobre una enfermedad sanguínea, Glenn contrajo una infección y desarrolló una prostatitis grave. La prostatitis es la inflamación de la glándula prostática, un órgano masculino del tamaño y la forma de una nuez localizado justo bajo la vejiga. La infección es su causa más frecuente, y puede ser aguda o crónica.

Para luchar contra la infección, los médicos lo sometieron a una terapia de antibióticos, primero con Cipro y luego con Bactrim. Glenn recuerda:

El Cipro me daba unos dolores de cabeza terribles y sufrí un episodio de temblores en las manos y otro, muy desagradable, de rosácea producido por medicamentos. Y lo peor es que después de todo esto, mis problemas no mejoraban. Luego probé Bactrim. Tuve una erupción cutánea terrible y la rosácea producida por medicamentos empeoró todavía más. No sabía qué hacer y se estaba agravando semana tras semana. Al final el urólogo me dijo que me aguantara, que con el tiempo se extinguiría. Sabiendo que la inflamación crónica puede llevar también al cáncer, no me entusiasmaba la idea de dejar que mi glándula prostática siguiera infectada durante los próximos diez años.

Unos cuantos días más tarde, mientras investigaba por Internet, Glenn descubrió que la cándida puede ser la causa principal de la prostatitis. La cándida es un hongo, no una bacteria. Por esta razón los antibióticos no funcionaban. Asimismo aprendió que el aceite de coco tiene extraordinarias propiedades antibacterianas, fungicidas y anticándida. Cuenta:

Esto me interesaba. La página web mencionaba a un autor llamado Bruce Fife, que es la autoridad principal en aceite de coco. Leí su libro, *El coco cura: cómo prevenir y curar numerosos problemas de salud con esta maravillosa fruta* y, por lo visto, la dosis terapéutica de aceite de coco son cuatro cucharadas al día hasta que soluciones tu problema... De manera que compré un bote de aceite y empecé a tomarlo. Durante los tres primeros días tuve lo que solo puede describirse como una reacción curativa. Todos mis síntomas empeoraron mucho. Luego, el cuarto día, comencé a sentirme aliviado. Y a los treinta días prácticamente no tenía síntomas.

Eso no fue todo. Además de eliminar la infección, el aceite de coco tiene otros beneficios extraordinarios. Glenn continúa:

Tengo *mucha* más energía, mi piel está más suave y he perdido alrededor de cuatro kilos y medio. Y, por supuesto, ¡la rosácea ha *desaparecido*! He empezado a emplear el aceite de forma tópica para las uñas gruesas y el pie de atleta, y también esas afecciones se están curando. Tras solo unas cuantas semanas de tratamiento tópico mis uñas están volviendo a crecer normalmente y el pie de atleta es un recuerdo de otros tiempos.

¿Qué hace que el aceite de coco sea un agente antimicrobiano tan eficaz? ¿Y qué es lo que hace que sea diferente de cualquier otra grasa dietética? La clave para descifrar el secreto de los extraordinarios poderes curativos del aceite de coco se encuentra en el estudio de la leche materna. Hace algunos años se descubrió que la leche materna contiene un grupo único de grasas saturadas conocidas como triglicéridos de cadena media (TCM). Estas grasas son muy distintas de las que aparecen en las carnes y en las verduras.

Al comerlas, el cuerpo transforma las TCM en monoglicéridos y ácidos grasos de cadena media (AGCM), que poseen potentes propiedades antimicrobianas capaces de eliminar las bacterias que causan la enfermedad, los virus y los hongos.[1] Esencialmente la presencia de TCM en la leche materna es lo que protege a los bebés de las infecciones durante los primeros meses de sus vidas, mientras sus sistemas inmunitarios todavía se están desarrollando.[2] Los AGCM de las TCM son los agentes antimicrobianos de la naturaleza. Están en la leche materna para proteger de la enfermedad a los recién nacidos. Aunque son mortales para los gérmenes causantes de las enfermedades, son completamente inocuos para nosotros.

¿Qué tiene esto que ver con el aceite de coco? Al igual que la leche materna, el aceite de coco también contiene TCM. De hecho, está compuesto sobre todo de TCM, idénticos a los que hay en la leche materna y que poseen el mismo potencial antimicrobiano. Por esta razón, durante años los fabricantes de alimentos han estado poniendo aceite de coco, o TCM derivados del aceite de coco, en la leche en polvo para bebés con objeto de dotarla de la misma capacidad

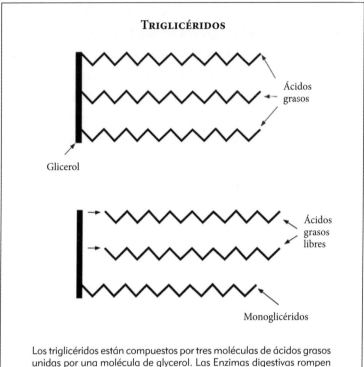

TRIGLICÉRIDOS

Ácidos grasos

Glicerol

Ácidos grasos libres

Monoglicéridos

Los triglicéridos están compuestos por tres moléculas de ácidos grasos unidas por una molécula de glycerol. Las Enzimas digestivas rompen los vínculos entre los ácidos grasos y las moléculas de glycerol que producen ácidos grasos libres y monoglicéridos.

de luchar contra la enfermedad que la leche materna.[3] Si alimentaste a tus hijos con leche en polvo cuando eran bebés, de una forma u otra les estabas dando aceite de coco.

En el mundo de las grasas y aceites dietéticos, los TCM son únicos. La mayoría de las grasas de nuestros alimentos está compuesta casi enteramente por lo que se conoce como triglicéridos de cadena larga (TCL). Estos triglicéridos son estructuras moleculares que tienen una cadena larga de átomos de carbono que hace de columna vertebral de la molécula de grasa. Por el contrario, los TCM, como su nombre indica, son estructuras moleculares que tienen una cadena de átomos de carbono más corta. Esta diferencia en tamaño tiene muchísima importancia y le da a los TCM sus propiedades físicas y biológicas únicas.

Entre el 98 y el 100% de las grasas y aceites que consumes cada día consiste en TCL. Aparte de la leche materna, hay muy pocas fuentes adecuadas de TCM. La mantequilla y la leche entera contienen una pequeña cantidad. Pero la fuente natural más rica de triglicéridos de cadena media es, con mucha diferencia, el coco. Hay más TCM en el aceite de coco del que puede haber en la leche materna, mucho más. Por esta razón el aceite de coco puede tener un formidable impacto en nuestra salud, lo mismo que el de la leche materna en la de los niños recién nacidos. Esto es lo que diferencia al aceite de coco de todos los demás aceites y lo que le da su carácter único curativo.

Los ácidos grasos de cadena media, que son creados a partir de TCM durante la digestión, han sido estudiados extensamente como agentes antimicrobianos potenciales que pueden utilizarse tanto en alimentos, como en cosméticos y fármacos. Los investigadores han descubierto que poseen propiedades antimicrobianas muy poderosas. Esto está bien documentado en las publicaciones médicas. Los estudios muestran que AGCM del aceite de coco son eficaces para eliminar las bacterias que causan afecciones como úlceras gástricas, infecciones de los senos nasales y de la vejiga, enfermedades de las encías, caries, neumonía, gonorrea, y muchas otras.[4-9]

También acaban con los hongos y las levaduras que causan tiña, el pie de atleta, la tinea cruris, y la candidiasis.[10-12]

Del mismo modo, eliminan los virus que causan gripe, sarampión, herpes, mononucleosis y hepatitis C.[13-17] Son tan potentes que pueden incluso hacer desaparecer el VIH, el virus del sida.[18-20]

Hay numerosos estudios publicados e incluso libros enteros que describen los efectos antimicrobianos de los AGCM derivados del aceite de coco.[21] La mayoría de los estudios se han llevado a cabo en laboratorios. Las pruebas son claras: LOS AGCM eliminan las bacterias, virus y hongos que causan las enfermedades en situaciones experimentales del laboratorio. Pero ¿qué sucede en el mundo real? ¿Puede el consumo de aceite de coco ofrecer la misma protección?. Las pruebas dicen que sí. Los estudios y los historiales clínicos muestran que el simple hecho de consumir aceite de coco puede tener un efecto beneficioso contra las enfermedades infecciosas.

Debido a los estudios publicados que muestran que los AGCM elimina el virus del sida, muchos infectados por VIH han añadido coco a sus programas de tratamiento con buenos resultados. Por ejemplo, Chris Dafoe, de Cloverdale, (Indiana), tenía una carga viral de seiscientos mil, que indicaba que la infección estaba rápidamente apoderándose de su cuerpo. Empezó a comer coco a diario. En pocas semanas su carga viral descendió hasta niveles indetectables.[22] Muchos otros individuos infectados con VIH han declarado haber tenido experiencias similares.

En otro caso, a Tony V. se le diagnosticó sida en su estado más avanzado. El sida ataca al sistema inmunitario de sus víctimas, incrementando así su vulnerabilidad a otras infecciones. De hecho, los pacientes de sida suelen morir de

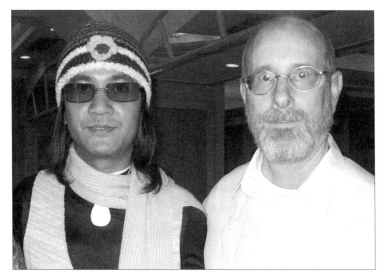

El autor (derecha) con Tony V. (izquierda).

infecciones secundarias, más que de la misma enfermedad. Tony se encontraba en un estado físico deplorable. Tenía el sistema inmunitario tan debilitado que estaba plagado de infecciones secundarias. Había perdido una gran cantidad de peso, sufrido una neumonía crónica, lidiado con la fatiga crónica, experimentado brotes repetidos de náuseas y diarrea, padecido candidiasis oral, y estaba cubierto de pies a cabeza por infecciones cutáneas. Su piel tenía un color rojizo, y estaba agrietada, con escamas y pústulas. De hecho, se encontraba en tan mal estado que el pelo se le caía a mechones. Llevaba una peluca para ocultar las calvas y las llagas supurantes. Su deterioro estaba muy avanzado y los médicos le dijeron que le quedaban solo unos meses de vida. Incapaz de trabajar debido a la enfermedad, tenía muy poco dinero y no se podía permitir seguir costeándose la medicación. Solicitó ayuda al gobierno. Fue enviado a un médico que casualmente había publicado algunos estudios sobre los efectos terapéuticos del aceite de coco. Le dijo a Tony que consumiera seis cucharadas diariamente, y que además se frotara con el aceite las lesiones que tenía por todo el cuerpo. Tony siguió sus instrucciones. Para sorpresa de todos sus otros médicos, nueve meses más tarde seguía vivo. No solo estaba vivo, sino mejor que nunca. El aceite de coco le había curado todas las infecciones secundarias y puesto bajo control al VIH. Volvió a ganar el peso que había perdido, le creció el pelo, y su piel estaba limpia y sana, sin señales de infección.[23] Han pasado cuatro años y Tony sigue estando bien.

Un estudio clínico llevado a cabo en Filipinas ofreció más pruebas de que el aceite de coco es eficaz para luchar contra la infección. Un grupo de pacientes infectados del VIH recibieron el equivalente a tres cucharadas y media de aceite de coco al día. Debido a su mala situación económica, no podían permitirse ninguna otra forma de tratamiento. Por lo general, sin tratamiento la enfermedad progresa y la salud se deteriora lentamente. Sin embargo, solo con aceite de coco, tras seis meses el 60% de los pacientes mostró niveles virales más bajos y un mejor estado de salud.[24]

Los estudios realizados por la doctora Gilda Erguiza y sus colegas han demostrado que, como complemento a una terapia convencional de antibióticos, el aceite de coco mejora la recuperación de la neumonía adquirida en la comunidad -una infección de los pulmones contraída fuera del contexto hospitalario; se trata de una infección grave para los niños-. La doctora Erguiza expuso sus descubrimientos en una conferencia realizada en el Colegio Estadounidense de Médicos de Tórax de Filadelfia.[25] En el estudio habían participado 40 niños con edades comprendidas entre los tres meses y los cinco años, todos afectados de neumonía adquirida en la comunidad y tratados intravenosamente con el antibiótico ampicilina. A la mitad del grupo se le dio también una dosis diaria de aceite de coco a razón de 2 ml por kilogramo de peso corporal. El aceite se administró durante tres días seguidos. Los investigadores descubrieron que la frecuencia respiratoria se normalizó en 32,6 horas en el grupo de aceite de coco y en 48,2 en el grupo de control. Tras tres días, los pacientes del grupo de control tenían más probabilidades que los del grupo del aceite de coco de seguir teniendo un soplo en los pulmones; de hecho, el 60% de los controles aún tenían el soplo comparados con solo el 25% del grupo de aceite de coco. Quienes estaban en este grupo también se recuperaron más rápidamente de su fiebre, alcanzaron más rápidamente una saturación normal de oxígeno y su estancia en el hospital fue más corta.

OPINIONES SOBRE EL ACEITE DE COCO

En la actualidad miles de personas usan aceite de coco con resultados satisfactorios como remedio casero contra infecciones. Algunos prefieren usar aceite de coco *virgen* en lugar del normal. El término «virgen» indica que el proceso de elaboración por el que ha pasado el aceite es mínimo y por tanto retiene todos sus nutrientes y sabor naturales. Se han empleado con éxito ambas clases de aceite de coco.

Por ejemplo, Pix dice lo siguiente:

Fui a una ginecóloga. Me hicieron una citología vaginal y el resultado fue vaginosis bacteriana. Durante siete días estuve tomando medicamentos (Flagyl). El flujo disminuyó pero seguía sintiendo picor. Volví a ver a la ginecóloga, y me recetó óvulos vaginales Canasten. ¡No me hicieron efecto! Estaba volviéndome loca intentando encontrarle una solución al problema. Un cliente me remitió a otra ginecóloga, la doctora Myrna Habaña, del Hospital vrp. Me hizo un examen y no vio nada malo excepto el vello grueso (pubis), me recetó crema Travocort y aceite virgen de coco. Dios mío, ¡la primera noche que me lo apliqué no podía creerlo! ¡Era la primera vez que dormía bien en todo el año! ¡Sin picor! Y he dejado de sentir escozor. Puedo llevar una vida normal, dormir con tranquilidad. El aceite virgen de coco alivió la irritación que tenía en la piel».

Melissa E. también nos cuenta su experiencia:

Justo antes de la Navidad comencé a hojear el libro de Bruce Fife y me fascinó de tal manera que salí de la tienda con el libro y un bote de aceite de coco orgánico sin refinar. Inmediatamente empecé a ponérmelo en la piel y añadí una pequeña cantidad a mi dieta. En Nochevieja sentí los primeros síntomas de la gripe... garganta áspera y fatiga... así que añadí más aceite de coco a la sopa que estaba haciendo (a la que agregué además jengibre fresco, hongo reishi y ajo). Durante la noche los síntomas progresaron hasta llegar a los pulmones. Una tos profunda que significa bronquitis. Tomé más aceite de coco, probablemente tres o cuatro cucharadas. Normalmente cuando mi cuerpo lucha con éxito contra una enfermedad como esta, los síntomas disminuyen gradualmente durante un par de días en los mejores casos. Pero en esa ocasión, al anochecer de Año Nuevo, ¡todos mis síntomas habían *desaparecido* por completo! ¡Increíble! La única razón que podía imaginarme era que esos ácidos grasos habían aplastado uno por uno a todos los virus de la gripe. Nunca he experimentado una recuperación tan rápida y tan completa».

Y Mike me escribió:

Quiero agradecerte que me hayas dado a conocer los beneficios del aceite de coco. Tengo veintinueve años y llevo catorce sufriendo de colitis ulcerosa. Mi padre tuvo colitis ulcerosa que, por no tratarla, le provocó un cáncer y la muerte a la edad de cuarenta y seis años, por eso siempre he sido consciente de su gravedad. ¡Nunca había probado el aceite de coco hasta que mi esposa descubrió tus libros de cocina! He visitado tu página web y pedido tu libro *El coco cura: cómo prevenir y curar numerosos problemas de salud con esta maravillosa fruta*, y cada página me ha dejado más asombrado que la anterior. Además de la colitis tengo varios problemas médicos más que han sido tratados con aceite de coco, de manera que cómo no iba a intentarlo.

Establecí una medida de una a dos cucharadas diarias que tomaba en el café por las mañanas, y solo había pasado un mes, cuando empecé a sentirme mejor. Nueve meses más tarde me hice la prueba anual de la colonoscopia (requerida para los pacientes de colitis de cualquier edad) y ¡mi médico se quedó asombrado! La enfermedad no solo había revertido sino que ninguna de las biopsias reveló el menor signo de colitis y, básicamente, ¡tengo el colon de una persona sana!

Le hablé del aceite de coco y, por supuesto, el médico pensaba que la causa de la mejoría fue la medicación pero me dijo que, sin dudarlo, siguiera haciendo lo que estaba haciendo. Si mi padre hubiera sabido esto cuando era joven, habría visto crecer a sus hijos.

La experiencia de Cindy D. es la siguiente:

Desde hace veinte años he tenido infecciones crónicas de vejiga. He ido a muchos médicos sin resultados satisfactorios y la mayoría de las veces empeoraba. La última vez que fui a ver a un médico juré que no volvería a ir a ningún otro a menos que me estuviera muriendo y no hubiera otra elección. Empecé a investigar remedios naturales. Probé tantas cosas que sería difícil hacer una lista. Me ayudaban en cierta medida pero no me curaban las infecciones. Descubrí tu página web y probé el aceite de coco. Durante un mes no he tenido infección en la vejiga. Estoy tomando una cucharada tres veces al día con las comidas. Me he puesto aceite en las heridas y cicatrizaron tan rápidamente que me parecía increíble. Mi marido come palomitas de maíz todas las noches y empecé a usar aceite de coco en lugar de aceite de canola para hacerlas. Le encanta el sabor de las palomitas. Estoy deseando ver qué otros beneficios nos aportará a largo plazo utilizar este aceite.

También hay médicos, enfermeras y nutricionistas con una orientación holística que utilizan el aceite de coco y se lo recomiendan a sus pacientes. La doctora en medicina Eliza Pérez Francisco dice:

En mi consulta clínica del Centro Médico de St. Luke, uso aceite virgen de coco con los pacientes de edad avanzada para tratar síntomas relacionados con los cambios fisiológicos que ocurren al envejecer. El aceite de coco puede tratar las deficiencias sensoriales, los problemas de dientes y de encías, los cambios en el aparato intestinal, y en el sistema inmunitario, las alteraciones de la composición del cuerpo, y los cambios que sobrevienen con la menopausia y la andropausia... Una combinación de vejez y desnutrición hace a la gente mayor vulnerable a la neumonía, infecciones del tracto urinario y úlceras de decúbito. El aceite virgen de coco puede ayudar a combatir la infección en la fase inicial.

Tomemos el caso de un hombre de setenta y seis años que desarrolló un herpes zóster muy doloroso en el tronco. El área afectada era tan amplia que la crema antibiótica que le recetaron bastó solo para una aplicación. Pero tras una semana aplicándose aceite virgen de coco por toda la piel, el paciente manifestó alivio del picor e indicó que las lesiones se habían secado.

El doctor S. Kumar declaró:

Soy médico de atención primaria y utilizo la medicina nutricional como elemento curativo. He leído los libros del doctor Fife, el doctor Dayrit y la profesora Mary G. Enig y ahora empleo únicamente aceite virgen de coco (AVC) para cocinar y también lo consumo oralmente cuando contraigo la gripe, etc. Les recomiendo encarecidamente a mis pacientes que consuman más AVC cuando estén enfermos y lo recomiendo a todas las edades, desde recién nacidos hasta ancianos, sobre todo a los enfermos, entre ellos quienes padecen diabetes, hipertensión, enfermedades cardiacas o problemas de la piel e incluso a los enfermos de cáncer. Durante los dos últimos años he visto mejorar a los pacientes. A veces a algunos les cuesta aceptar el AVC. ¡Creen que se me está yendo la cabeza! La verdad está saliendo a la luz y la medicina alopática tiene que admitir todo esto porque ha estado equivocada y todavía tiene tiempo para rectificar este error. Sigo recibiendo críticas de mucha gente, pero creo que a su debido tiempo los críticos enmudecerán.

AGCM Y FÁRMACOS

Los antibióticos son útiles para las infecciones bacterianas agudas. Sin embargo, la terapia antibiótica no está exenta de riesgos. A veces los antibióticos pueden ser necesarios; no obstante, el problema es que con frecuencia son tan tóxicos para nosotros como lo son para las bacterias que tienen que eliminar. Algunos de sus efectos secundarios son náuseas, diarrea, colitis, disfunción renal, daño hepático, trastornos sanguíneos, sordera y un incremento de la sensibilidad al sol, por mencionar solo algunos.

En cambio, el aceite de coco no es perjudicial. No tiene efectos secundarios adversos, excepto que puede causar una reacción de extinción, es decir, matar tantos microbios dañinos que el cuerpo puede experimentar un breve periodo de malestar al expulsar los organismos y toxinas muertos. Aunque la reacción de depuración puede provocar una sensación desagradable durante uno o dos días, no es dañina, sino un signo de sanación y de mejora de la salud.

¿PLACEBO O CURA?

Mucha gente puede corroborar la eficacia del aceite de coco para superar las infecciones y otros problemas de salud. Para algunos críticos estas extraordinarias recuperaciones son meramente el resultado del efecto placebo. En otras palabras, todo es una cuestión puramente mental. Creyeron que mejorarían usando el aceite y eso fue lo que sucedió. No era nada más que un efecto psicológico. El problema de este razonamiento es que incluso los animales, que no están influenciados por creencias, mejoran al darles aceite de coco, como podemos ver en el caso que viene a continuación:

Aproximadamente a la semana de mudarnos una nueva casa, nuestro perro de ocho años, Davis, enfermó muy gravemente. En realidad creíamos que se había roto la columna vertebral al caer por las escaleras. No podía caminar y teníamos que cargarlo a todas partes. El veterinario estaba también convencido de que se la había roto, pero al segundo día empezó a tener ampollas en las patas y en la parte posterior del cuerpo. Cuando se ponía de pie, las patas le sangraban (¡estupendo para estrenar la casa!). Tras unas pruebas no concluyentes, e incluso una punción espinal, decidieron que se trataba de una enfermedad autoinmune, no muy seguros aún del diagnóstico, pero estaba a las puertas de la muerte. Tras mil quinientos dólares en pruebas y medicamentos, el veterinario seguía sin tener clara la prognosis y sugirió que le evitáramos seguir sufriendo. Davis todavía era incapaz de caminar, y además ahora tampoco podía abrir un ojo y tenía grandes lesiones del tamaño de una moneda de medio dólar (tres centímetros) por todo el lomo y las patas traseras.

Tras fijar una cita el viernes para practicarle la eutanasia al lunes siguiente, decidí intentar una última cosa durante el fin de semana. Había leído en Internet que el aceite de coco era bueno para el sistema inmunitario de los perros. Lo probé por pura desesperación, y milagrosamente, unas cuatro horas después de su primera dosis, el perro se levantó y empezó a andar. ¡En el transcurso de un día dejaron de sangrarle las patas y ya estaba otra vez caminando hacia su cuenco de comida! ¡Estoy convencido y maravillado! ¡Es curioso que después de gastarme mil quinientos dólares en pruebas y medicamentos del veterinario, lo haya salvado un bote de aceite de coco de quince dólares! Han pasado dos semanas y ha vuelto a la normalidad.

Los fármacos también afectan de otras maneras a nuestra salud. Los antibióticos matan a *todas* las bacterias del cuerpo, entre ellas a las bacterias «amistosas» del intestino. Al faltar las bacterias beneficiosas del tracto intestinal, la cándida, un hongo que causa bastantes problemas, puede crecer de forma descontrolada. Con mucha frecuencia esto lleva a la candidiasis. Algunas bacterias «poco amistosas» resistentes a los medicamentos y productoras de toxinas, como la *Clostridium difficile*, también se encuentran el campo libre para proliferar, causando un profundo cambio en los tipos de microbios que viven en el intestino que puede provocar problemas digestivos.

Al contrario que los antibióticos, los AGCM no matan a todas las bacterias. Son más selectivos. Eliminan a las perjudiciales pero dejan en paz a las beneficiosas. Una ventaja añadida de estos ácidos grasos es que además eliminan la cándida. Por tanto el entorno microbiano dentro del tracto intestinal mejora con el uso del aceite de coco.

La cándida es el hongo más común que causa problemas de salud en los seres humanos. Hay muchas especies: *Candida albicans* es la más notoria. Es la causa principal de infecciones vaginales por levaduras, infecciones sistémicas de levaduras (candidiasis), infecciones orales de levaduras (afta) e infecciones cutáneas (dermatitis del pañal y hongos de la piel). También se sabe que ataca las articulaciones y causa artritis. Aunque no es el hongo más mortal, es el que más problemas causa. En parte la razón es que se trata de un habitante habitual del aparato digestivo. Tenemos a la cándida viviendo con nosotros constantemente. Apenas suele causar problemas a menos que tengamos otras afecciones. La cándida es un organismo oportunista. Suele comportarse relativamente bien siempre que nos cuidemos y estemos sanos. Pero si enfermamos, comemos mal o tomamos medicamentos, especialmente antibióticos, aprovecha la oportunidad y puede multiplicarse rápidamente de forma descontrolada.

El aceite de coco, consumido internamente con la comida o como una medicina, puede detener a la cándida y volver a ponerla en su sitio. En un estudio publicado en el *Journal of Medicinal Food*, los investigadores recogieron cincuenta y dos especímenes clínicos de distintas especies de cándida, que comprendían diecisiete muestras de *Candida albicans*, nueve de *Candida glabrata*, siete de *Candida tropicalis*, siete de *Candida parapsilosis*, seis de *Candida stellatoidea* y seis de *Candida krusel*.[26] La eficacia del aceite virgen de coco como agente fungicida fue evaluada en cada especie y comparada con el fluconazol, un fungicida comercial. El aceite de coco eliminó todas las especies de cándida y fue tan eficaz como el fluconazol, si no más. De entre todas las especies, demostró mayor eficacia contra la *Candida albicans*, exhibiendo el doble de poder fungicida que el fluconazol. Por tanto, el aceite de coco es potencialmente más eficaz para luchar contra la cándida que el fármaco fluconazol, que se vende bajo las marcas comerciales Diflucan y Trican. Algunos de los efectos secundarios del fluconazol son erupciones cutáneas, nauseas, vómitos, diarrea, dolor de cabeza, fatiga, anorexia, trastornos sanguíneos, convulsiones e insuficiencia hepática. En cambio, el aceite de coco está completamente libre de tóxicos.

Se han ensalzado a los antibióticos como los fármacos milagrosos del siglo XX. Al principio parecían ser eficaces para detener muchas de las temidas enfermedades del

VIRUS DEL HERPES SIMPLE

Este es el relato de David en el que nos expone su caso:

Me he pasado veinticuatro años sufriendo infecciones del herpes simple tipo ii (no el tipo i) tanto genitalmente como dentro de la boca y en la nariz. Mis infecciones no son como las habituales, en las que te salen algunas ampollas y luego cicatrizan. Siempre he experimentado una reacción muy fuerte de tipo sistémico cada vez que tengo un brote de infección, lo que a veces, y durante muchos años, era tan frecuente como un par de veces al mes, apenas me curaba volvía a recaer. Pero lo peor es que antes del brote sufría una fatiga extrema y unos dolores de cabeza espantosos en los que sentía como si un serrucho me estuviera atravesando el cerebro, siempre que tenía ampollas genitales o faciales. Afectaba a mi capacidad de pensar y a mi memoria, y me preocupaba que el virus me estuviera carcomiendo el cerebro. Usé Acyclovir preventivamente durante tres años con bastantes buenos resultados, hasta que dejó de funcionar del todo. Ni que decir tiene que el herpes ha sido algo tremendamente negativo en mi vida, por no hablar del trauma emocional y del efecto en mi vida sexual y en mis relaciones.

Además tuve una prostatitis tan grave que no podía orinar durante días y aunque el médico me decía que no es una causa de prostatitis, estoy casi totalmente convencido de que la mía fue provocada por los herpes. Ninguno de los antibióticos que me recetó la alivió.

Como los antivirales ya no me funcionaban (los había probado casi todos) durante años restringí mi consumo de chocolate y nueces, ya que son dos de las fuentes con un contenido más elevado de arginina, una sustancia que el virus necesita para provocar y mantener la infección, aunque hay niveles inferiores en muchos de los alimentos comunes que es difícil evitar. También usé esterolinas durante muchos años para suprimir los brotes y me ayudaron bastante, pero tampoco las eliminaban por completo.

Durante la pasada Navidad (quizá a los diez de comenzar mi régimen de coco) me despreocupé y comí algo de chocolate y frutos secos. Me sorprendió y me alegró que esto no me provocara un brote, y entonces fue cuando empecé a fijarme en los efectos del aceite de coco. ¡Qué maravilla! Me di cuenta de que tenía efecto contra el herpes. ¿Podría realmente impedir nuevos brotes? Antes podía dar por hecho una infección si me pasaba comiendo chocolate o frutos secos, por eso decidí tomar algo más de chocolate, mantequilla de cacahuete y coco natural fresco, que también contiene altos niveles de arginina y que había estado evitando por esa razón. Seguía sin infección. Estaba sorprendido y decidí comer chocolate y mantequilla de cacahuete sin restricción cada vez que quisiera. Aun así seguía sin desarrollar infecciones por herpes. La verdad es que decir que estoy asombrado se queda muy corto teniendo en cuenta todo lo que he estado sufriendo durante veinticuatro años.

Poco después de la Navidad observé que mi estreñimiento había desaparecido del todo. Lo único distinto es que estaba tomando aceite de coco.

La semana pasada, tras cinco o seis semanas tomando aceite de coco, empecé a notar que no tenía síntomas de prostatitis. De esto hace una semana, por eso aún es difícil decir que me haya curado, pero teniendo en cuenta que el aceite de coco ha acabado con cuarenta y cuatro años de estreñimiento y veinticuatro de un caso grave de herpes, tengo la esperanza de que ocurra lo mismo con la prostatitis.

Estoy muy contento de haber descubierto el aceite de coco.

pasado. Sin embargo, han surgido nuevas cepas de bacterias que son resistentes a esos fármacos, y las enfermedades infecciosas están aumentando. El uso excesivo de antibióticos ha llevado a un incremento de los llamados supergérmenes, que son inmunes a ellos. Los científicos están continuamente tratando de desarrollar nuevos antibióticos para luchar contra estas cepas de bacterias.

No obstante, las bacterias resistentes a los fármacos no son inmunes a la acción de los AGCM. Los AGCM eliminan a estos supergérmenes tan fácilmente como si fueran bacterias normales.[27] Los hongos también pueden volverse resistentes a los fármacos, pero los AGCM los acaban con ellos igualmente.[28]

Además, estos ácidos grasos no fomentan la resistencia antibiótica o el desarrollo de supergérmenes. Cuando los AGCM se encuentran con los microorganismos, los AGCM son absorbidos por las membranas grasas exteriores de estos organismos, lo que disminuye la fuerza de la pared de la membrana hasta tal punto que los gérmenes sencillamente se desintegran y mueren. Entonces las células blancas limpian los desechos. Se cree que no es probable que los organismos evolucionen o sufran mutaciones para superar esta acción destructora específica. Por eso los AGCM son tan eficaces contra los organismos resistentes a los fármacos como lo son contra los normales.

Los AGCM hacen algo más que los antibióticos no pueden hacer: eliminan los virus. Los antibióticos no pueden hacer que desaparezcan los virus. De hecho, no hay medicamentos que puedan eliminar eficazmente a los virus. La vacuna es la única arma que tenemos contra ellos. Cuando contraes la gripe, no hay nada que los médicos puedan hacer para ayudarte. Se limitan a recetarte medicamentos que hacen más llevaderos los síntomas, pero tu cuerpo tiene que hacer todo el trabajo de luchar contra la infección. Algunas infecciones virales pueden quedarse indefinidamente en el cuerpo. Una vez que has sido infectado con herpes o con hepatitis C, por ejemplo, los tienes de por vida. Los AGCM ofrecen un método natural e inocuo de librar al cuerpo de estos alborotadores, o al menos de permitirte vivir una vida normal sin síntomas graves. Ninguna medicación puede hacer eso.

Al parecer, los ácidos grasos de cadena media también pueden atravesar la barrera hematoencefálica y llegar a donde muchos fármacos no son capaces de llegar, eliminando infecciones profundamente asentadas. El aceite de coco es quizá el remedio antibacteriano, antiviral y fungicida más potente que puedes conseguir sin receta médica.

Aunque los AGCM son mortales para muchos organismos causantes de enfermedades, son completamente inofensivos para nosotros. De hecho, son tan seguros que la naturaleza los pone en la leche materna para nutrir a los recién nacidos.

A pesar de ser tan inocuos y tan beneficiosos como son, no eliminan *todos* los microorganismos perjudiciales. Por consiguiente, a algunos organismos que causan enfermedades no les afecta. Por ejemplo, el rinovirus, causante del resfriado común, y el virus de la hepatitis A son dos de esos organismos.

Si el aceite de coco es tan eficaz, ¿por qué no hemos oído más sobre él en el tratamiento de las enfermedades infecciosas? El problema del aceite de coco es que es un producto natural. Las compañías farmacéuticas no pueden patentarlo, por eso tienen muy poco interés en desarrollarlo o en promocionarlo. La mayor parte del interés ha venido de las empresas del sector de alimentos saludables y suplementos. De hecho, el aceite de coco se lleva usando de una forma u otra desde hace tiempo. El ácido caprílico, uno de los AGCM del aceite de coco, es un ingrediente popular en muchas fórmulas anticándida. El monolaurín, otro suplemento derivado del aceite de coco, se usa como antibiótico para uso general. El aceite de coco fraccionado, también llamado aceite TCM es un ingrediente habitual en muchos productos relacionados con la salud y la forma física. Incluso existen suplementos alimenticios de aceite de coco en cápsulas de gelatina. Por supuesto, también puedes encontrar aceite puro de coco en prácticamente cualquier tienda de alimentos naturales.

El aceite de coco y la artritis

Las buenas noticias acerca del aceite de coco para quienes padecen artritis es que muchos de los microorganismos que elimina los AGCM están también asociados con la artritis. Eso significa que consumir aceite de coco de manera habitual puede ser útil para aliviar los síntomas de la artritis infecciosa.

He escrito varios libros acerca de los beneficios del coco para la salud. Muchos lectores se han puesto en contacto conmigo para contarme cómo les ha ayudado el aceite de coco a superar diversos problemas de salud. Una de las enfermedades que suelen mencionar es la artritis. Al principio no sabía cómo interpretarlo. No sabía exactamente cómo afectaba el aceite a las articulaciones. Pero aparentemente lo hacía, porque el hecho es que muchos estaban experimentando mejorías. Luego, conforme empecé a estudiar las infecciones focales, descubrí la causa de la artritis y entonces comprendí por qué el aceite de coco es tan beneficioso para combatir esta enfermedad. El efecto antimicrobiano de los AGCM del aceite reduce la infección sistémica, que a su vez reduce la infección de las articulaciones. Esto, combinado con las defensas inmunitarias del cuerpo, hace que la infección quede bajo control. A mucha gente le basta con tomar aceite de coco diariamente para librarse por completo de los dolores de las articulaciones. Otros experimentan una mejoría espectacular. Incluso una mejoría parcial es de agradecer.

Rudy, de cincuenta y dos años, sufría artritis gotosa. Tenía dolor en muchas partes, pero principalmente en el brazo y en el hombro derechos, que le causaban un «dolor irritante». Estaba tomando allopurinol para inhibir la producción de ácido úrico, al parecer con resultados poco satisfactorios. Sus amigos le dijeron que tomara aceite de coco. Pensó: «¿Por qué no intentarlo?», y lo probó. Empezó a tomar dos cucharadas en el almuerzo y dos en la cena, normalmente vertiéndolas en la comida. Y esto fue lo que sucedió:

> Tras una semana, noté que mi brazo derecho se movía con más soltura y que el dolor disminuía. ¡En una semana el dolor había desaparecido!.

Annette R. padecía de artritis y tenía molestias en la espalda. Empezó a utilizar aceite de coco y a las tres semanas notó resultados. Así nos relata su experiencia:

> Solía costarme mucho levantarme de la silla. Desde que uso aceite de coco me levanto enseguida sin ningún problema. Pensaba que tenía que comprar un colchón nuevo porque me dolía mucho la espalda, pero ahora no tengo problemas. (De todas formas me voy a comprar un colchón nuevo.) Tan solo quiero decir que estoy convencida de que el aceite de coco funciona y que lo he recomendado a mis familiares y amigos, y todos están consiguiendo estupendos resultados con él.

Belinda R. está asombrada de lo mucho que el aceite de coco ha ayudado a su marido:

¡Mi marido ha recuperado el uso total de los hombros y ha dejado de tener dolor en las articulaciones por primera vez en más de doce años! Toma una o dos cucharadas de aceite de coco en el café todas las mañanas. Ha perdido casi siete kilos y notó un aumento de energía el *primer* día que tomó el aceite de coco.

Beth nos cuenta los siguiente:

Soy una mujer de cuarenta y nueve años que ya tiene una prótesis en la rodilla y me crujen las articulaciones. He notado una gran diferencia en mis articulaciones desde que estoy tomando aceite de coco diariamente, ¡como si estuviera lubricada por dentro! La mejoría es impresionante.

Bobbie B. compró su primer tarro de aceite de coco por Internet:

Nuestras vidas no han vuelto a ser las mismas. Enseguida nos encantó la textura fina, rica y cremosa del aceite virgen de coco. Luego el sabor nos cautivó. Un sabor muy ligero a coco con una textura maravillosa. ¡Saber lo sano que es consumirlo lo hace todavía más apetecible! ¡Imagínate algo parecido a una deliciosa trufa hecha crema que además mejora tu salud! Tomo una cucharada de aceite de coco dos veces al día y además es el único que uso para cocinar. Antes utilizaba siempre aceite de oliva, pero ahora lo reservo para aliñar las ensaladas. Antes del aceite de coco sufría de artritis en las caderas, rodillas y pies. Tuve varias afecciones de piel seca con las que bregaba continuamente. Pesaba como mínimo unos trece kilos más. No he cambiado nada en la manera de comer, como soy vegetariana sigo una dieta bastante sana. Mis problemas de piel se arreglaron a las dos semanas de usarlo. Mi piel adquirió una apariencia mucho más juvenil. Los amigos que no me habían visto durante algún tiempo comentaban la mejoría general de mi aspecto, mi peso y mi nivel de energía. Empecé a sentir las articulaciones más lubricadas y la artritis pasó a un segundo plano; ahora apenas si me acuerdo de ella.

Por su parte, Conrad nos explica:

Llevaba un par de años sufriendo rigidez en el cuello y hace algún tiempo fui al médico por este motivo. Me dijo que era un caso leve de artritis agravado por el trabajo, que me exige pasarme muchas horas al día sentado delante del ordenador. Llegó un momento en el que al conducir tenía problemas para torcer el cuello y mirar hacia atrás cuando giraba a mi derecha. Para Navidad me regalaron un par de tarros de aceite de coco. No les hice mucho caso debido a mi larga experiencia en probar diversos productos de hierbas que prometían aliviar o incluso curarme la gota. Entre ellos había desde extractos de cereza hasta brotes de alfalfa. Ninguno cumplió las maravillas que prometía. De modo que dejé mi poco apreciado regalo arrumbado en el fondo de un armario.
Al año siguiente en una fiesta algunos invitados empezaron a hablar acerca de los beneficios del aceite de coco. Una pareja

juraba que lo que estaban diciendo sobre su eficacia era absolutamente cierto. Les mencioné que había recibido unos tarros de aceite como regalo en Navidades pero que no las había tocado. Me presionaron entusiásticamente para que lo probara. ¿Qué tenía que perder?, me preguntaban. Decidí probarlo, sobre todo para poder tener algo que decirles la próxima vez que me preguntaran. Empecé a tomar el aceite hace poco menos de tres meses. La etiqueta del tarro decía tres cucharadas al día, pero yo tomaba dos. La rigidez del cuello desapareció casi completamente como por arte de magia. Todavía siento alguna rigidez en el cuello alguna que otra vez, pero es más la excepción que la regla. Aunque el aceite no me ha curado aún la gota, sí ha hecho que me resulte más fácil caminar, algo que me costaba mucho desde hacía ya algún tiempo, sobre todo por la rodilla izquierda, que se había vuelto rígida. En conjunto nunca me había sentido tan bien.

Incluso los médicos están empezando a tomar nota. La doctora Arlene Bourne dijo:

Compré tu libro sobre el aceite de coco hace un mes y desde entonces he sentido un alivio importante del dolor de la artritis seronegativa. ¡Es *real*! Me he propuesto mencionárselo a cada paciente que vea y a cualquiera con quien tenga la oportunidad de hablar. Les dirijo a tu página web y asimismo les advierto que deberían aceptar la información de quienes realmente están investigando sobre el coco en lugar de la de otras fuentes que no participan en estas investigaciones. Un millón de gracias.

Quienes sufren de fibromialgia también se benefician. El doctor en quiropráctica R. L. Meliodon dice:

He padecido fatiga crónica y fibromialgia durante los últimos seis años. Nunca he perdido un día de trabajo por esto ni por ninguna otra cosa. Hacía de tripas corazón y solo esperaba ser capaz de sobrevivir un día más. El año pasado terminé tan destrozado que finalmente no me quedó otra elección que acortar mi jornada laboral de doce horas a ocho. Incluso ocho horas era extremadamente duro. Probé muchos tratamientos en el transcurso de los años para tratar la fatiga crónica y la fibromialgia pero nunca encontré nada de un valor duradero hasta que di con el aceite de coco.

El doctor Meliodon descubrió el aceite de coco en Internet cuando hacía una búsqueda para «cura de la fibromialgia»: Inmediatamente descubrí que en tres o cuatro de los primeros listados mencionaban algo acerca del aceite de coco y no pensé mucho en ello ni le di mucho crédito… Después de todo, ¿qué iba a poder hacer el aceite de coco para aliviar mi fibromialgia? Pero fue el comentario de un bloguero lo que realmente me llegó… Simplemente decía, «Tomé aceite de coco para la fibromialgia… el dolor ha desaparecido, el dolor ha desaparecido, el dolor ha desaparecido!» Fui inmediatamente a la tienda de alimentación natural más cercana y compré una botella. ¡Desde entonces no he vuelto a ser el mismo! Mi dolor ha desaparecido, desaparecido, desaparecido, también. ¡Al menos en un 70%! Ahora puedo volver a trabajar doce horas al día.

147

El aceite de coco puede ser útil para aliviar el dolor de la artritis y de la fibromialgia; sin embargo, no debería ser considerado una cura completa a menos que se acabe con la fuente de la infección. En la mayoría de los casos esa fuente estará en la boca. Simplemente tomar el aceite no basta para eliminar las infecciones orales. Una buena higiene oral combinada con el *Oil pulling* eliminará la infección de la boca. Tomar coco internamente la eliminará del cuerpo.

Deberías dar estos pasos, además de los otros cinco del plan de batalla contra la artritis, para asegurarte el éxito total.

Incluso después de que el dolor de articulaciones haya desaparecido, una manera excelente de permanecer sano es incorporar aceite de coco en tu dieta diaria. Si estás luchando contra una infección activa, te recomiendo que tomes de tres a cuatro cucharadas al día. Una vez que la infección esté bajo control, una buena dosis de mantenimiento es entre una y tres cucharadas diarias.

Capítulo 7

LA DIETA ANTIARTRITIS

Michael, técnico en informática de cincuenta y cinco años, dice:

Un día, tras hacer ejercicio, noté que tenía un dolor intenso en el pulgar del pie derecho y que estaba ligeramente hinchado. Como no había sentido ningún dolor antes del ejercicio, di por hecho que debía de haber hecho algo para distenderlo. Me lo tomé con calma durante unas cuantas semanas para dejar que sanara, pero el dolor no se iba nunca. Soy lo bastante afortunado como para vivir en una zona en la que hay muchos senderos para caminar, y a mí me gusta dar grandes caminatas. Caminaba entre seis kilómetros y medio y ocho, como solía hacer siempre, y llegaba a mi casa cojeando y dolorido. Dejé de hacerlo. Apenas podía caminar sin dolor. Correr o hacer aerobic intensificaba el dolor.

Incluso dejé por completo de hacer ejercicio durante varias semanas esperando que me ayudara. Pero no. Nada de lo que hacía podía aliviar el dolor. Si no movía nada el pie, no me molestaba, de manera que con mi trabajo de oficina no tenía problemas, pero tan pronto como me movía o caminaba el dolor se hacía notar. Durante los siguientes cuatro o cinco meses el dolor no cesó. Aunque creía que por mi forma de vida era inmune a la artritis, comprendí que eso era lo que me estaba pasando.

Tenía unos cuatro o cinco kilos que quería perder y por eso empecé a seguir una dieta baja en hidratos de carbono, comiendo solo alimentos integrales frescos. Eliminé todos los dulces, el pan y los cereales. Rara vez como comida basura. La mayoría de los alimentos que consumo son orgánicos. Tras una semana empecé a notar algo maravilloso: el dolor del pie estaba empezando a disminuir. Tras tres semanas el dolor que me había agobiado durante meses había prácticamente desaparecido, junto con los kilos que quería perder. No podía creer que eliminar los hidratos de carbono de mi dieta tuviera tal impacto. Desde entonces he vuelto a añadir a mi dieta algunos buenos hidratos de carbono, y seis meses más tarde sigo sin dolor.

¿La dieta afecta a la artritis? ¡Podrías apostar a que sí! La dieta es el factor más importante para influir en esta enfermedad. Tu dieta puede ser la causa de la artritis o la cura.

A principios de la década de los ochenta, el escritor de temas de salud Norman Ford comenzó a interesarse por la artritis y a entrevistar a gente que la sufría. Habló con cientos de enfermos de artritis y descubrió que alrededor del 10%

había experimentado una remisión espontánea sin reincidencia. Entrevistó más a fondo a estos enfermos para descubrir qué habían hecho que pudiera llevarlos a su recuperación. La mayoría había pasado por el curso normal de la terapia de fármacos sin alivio ni mejoría. Lo único que tenían todos en común era que ya sea premeditadamente o por casualidad habían hecho cambios radicales en sus hábitos de vida justo antes de su recuperación. Algunos dejaron de beber o de fumar, pero muchos más declararon haber hecho modificaciones importantes en sus hábitos alimenticios, normalmente cambiando a una dieta de alimentos naturales e integrales.[1]

¿Las alergias a alimentos causan artritis?

Hace muchos años se descubrió que la dieta juega un papel importante en el desarrollo y la cura de la artritis, específicamente en la artritis reumatoide y en la gotosa, pero también en la osteoartritis. Cuando los pacientes se sometieron a ayunos terapéuticos de siete a diez días o más, sus dolores desaparecieron. Obviamente algo asociado con la alimentación estaba afectando a las articulaciones. El simple hecho de eliminar todos los alimentos brindó una mejoría sustancial. Sin embargo, la terapia del ayuno no era la solución. Tan solo aportó un alivio temporal. Cuando los pacientes volvían a comer normalmente el dolor regresaba.

Este efecto llevó a los médicos a creer que quizá la artritis era causada por una alergia alimentaria. Esperaban que solo con eliminar de la dieta el alérgeno (el alimento que provoca la alergia) se curaría la enfermedad. Esta idea se ha vuelto muy popular, y muchos enfermos de artritis afirman que eliminar los alérgenos de sus dietas les ayuda.

Los alimentos que suelen causar la mayoría de las alergias son el trigo, la soja, los frutos secos, los huevos, la leche, los cacahuetes, el pollo, el pescado y el marisco, aunque la mayoría de los alimentos pueden provocarla. En concreto se ha identificado a la familia solanácea de plantas de floración como posible fuente de alimentos causantes de la artritis, pero no porque causen alergias, sino más bien porque se cree que son inherentemente insalubres, incluso tóxicas. Forman parte del grupo solanáceo de verduras, conocido comúnmente como la familia solanácea o familia de las patatas, las patatas blancas, los tomates, los pimientos dulces, las guindillas, la berenjena y el pimiento.

La campaña contra las solanáceas empezó a finales de los años setenta encabezada por un horticultor llamado Norman F. Childers. Cuando tenía cincuenta y pocos años, empezó a sentir «un dolor constante y a ratos intenso en las rodillas y en las articulaciones de los tobillos». Eliminó de su dieta las patatas, la berenjena y otras verduras solanáceas, y el problema desapareció. Impresionado con los resultados, escribió un libro en el que afirmaba que las verduras de la familia solanácea son tóxicas y causan artritis además de problemas de corazón, presión sanguínea alta, infarto, cáncer, enfermedad de Alzheimer, envejecimiento prematuro y un deterioro general de la salud. Tienes que tener en cuenta que Childers es un experto en el cultivo de plantas, no en medicina. Pese a la ausencia total de pruebas científicas que la respalden, mucha gente sigue creyendo en su teoría.

La investigación médica no ha encontrado correlación entre estos alimentos y la artritis o cualquier otra afección. De hecho, hay miembros de esta familia que son muy nutritivos y se usan como remedio para ayudar a *aliviar* los síntomas de la artritis. Uno de estos medicamentos es una crema que contiene capsaicina, el componente de las guindillas que las hace picantes. Las investigaciones demuestran que este componente picante es beneficioso porque calma la inflamación y alivia la irritación.[2] Los pacientes de artritis declaran haber experimentado una reducción del dolor y una mayor movilidad de las articulaciones afectadas. De manera que, en lugar de causar la artritis, este extracto de guindillas alivia los síntomas sin efectos adversos.

Con el transcurso de los años, cientos de estudios han examinado la conexión entre alergia y artritis. Hasta la fecha los investigadores no han encontrado una conexión de causa y efecto entre ellas.[3] De manera que, ¿cómo es posible que algunos enfermos de artritis declaren que experimentaron mejorías en el dolor de articulaciones al eliminar de su dieta ciertos alimentos? La respuesta es que los alérgenos suprimen el sistema inmunitario, permitiendo que las bacterias proliferen y se intensifiquen, lo que afecta negativamente a las articulaciones. Cuando se suprimen los alérgenos de la dieta, se libera de esa carga al sistema inmunitario, que de ese modo es más capaz de mantener la infección bajo control. En consecuencia, disminuyen la inflamación y el dolor.

La pregunta que debemos hacernos es: si las alergias no están implicadas directamente, ¿cómo es que ayunar mejora el dolor de las articulaciones? La respuesta es sencilla. Las investigaciones demuestran que no es la supresión de los supuestos alérgenos durante el ayuno lo que mejora los síntomas de la artritis sino el hecho de que ayunar atenúa la inflamación.[4] Durante el ayuno se calma la inflamación en el cuerpo entero, también en los tejidos de las articulaciones e incluso en los dientes y encías infectados.[5] Sin la inflamación el dolor disminuye o incluso desaparece. Cuando se vuelve a consumir alimentos, la inflamación regresa, y con ella el dolor. Si las alergias fueran la causa de la artritis, un ayuno prolongado debería eliminar por completo los síntomas durante el ayuno cuando el cuerpo está libre del alimento antagonista. Sin embargo, ayunar no suele producir el resultado de una eliminación completa de síntomas. Puede que el dolor disminuya de manera significativa, pero no desaparece del todo. Por tanto, la alergia no es la responsable.

Las alergias pueden deprimir tu sistema inmunitario y provocar, o más bien intensificar, esos estados que dan lugar al dolor de articulaciones. Identificar y eliminar alérgenos de tu dieta puede ayudar pero no es la solución absoluta. Aunque las alergias pueden jugar un papel en agravar la artritis, no la causan.

Joan padeció durante cuatro años unos dolores terribles en las manos y en la rodilla izquierda consecuencia de una artritis reumatoide. Los medicamentos que estaba tomando para tratar los síntomas le causaban complicaciones debido a los trastornos digestivos que le provocaban. Pero un buen día leyó un artículo acerca de la conexión entre las alergias y la artritis. Sospechando que las alergias eran la causa de su problema, empezó a reducir progresivamente el uso de fármacos para la artritis que estaba tomando y a evaluar su alimentación. Esto fue lo que sucedió:

Analicé mis hábitos alimenticios. Tenía la fuerte sospecha de que estaba reaccionando al pan, el azúcar, los tomates, las hamburguesas y el café. Seguí adelante y eliminé por completo estos alimentos. Sentí un ligero malestar durante unos pocos días por verme privada de mis alimentos favoritos. Pero tras una semana la artritis empezó a mejorar de forma bastante notable. Y por primera vez en años mis molestias digestivas cesaron totalmente. Seguía teniendo un ligero nivel de dolor artrítico y rigidez. Pero me sentía realmente exultante por mi éxito.

Consultó con un médico que la examinó para descubrir sus alergias y concluyó que era alérgica a la harina, el azúcar, la carne de ternera y el café, pero no al tomate. Aunque sigue sintiendo algo de dolor, Joan ha recuperado gran parte de la movilidad en las manos y en las rodillas. Suprimir los alérgenos mejoró su función inmunitaria, permitiendo a su cuerpo defenderse mejor contra la infección. La infección causante de su artritis, aunque se haya tranquilizado, sigue manteniéndose. Como Joan, mucha gente asegura haber tenido éxito con la eliminación de alérgenos, pero esta solución es solo un parche y los resultados son variables. Algunos pacientes presentan una mejoría muy pronunciada mientras que otros mejoran poco o nada.

Los investigadores han descubierto que, tras un ayuno prolongado, si los pacientes retornan a sus hábitos normales de alimentación, la artritis vuelve enseguida al mismo nivel que tenía antes del ayuno. Sin embargo, si adoptan una dieta vegetariana, rica en frutas frescas y verduras y baja en cereales (sin gluten), los síntomas de la artritis se mantienen suprimidos durante un máximo de uno o dos años.[6] La mejora no se debe a la eliminación de los alérgenos, sino que es el resultado de mantener bajo control la inflamación y de eliminar ciertos alimentos conflictivos, de los que hablaré en breve.[7]

Muchos pacientes descubren que eliminar de sus dietas los alimentos «basura» les produce una mejoría importante, ya sean alérgicos o no a estos alimentos. Marjorie sufrió durante diez de sus sesenta y dos años un dolor intenso en las manos producido por la artritis reumatoide. Los fármacos que le recetaron sirvieron de poco. Finalmente las manos se le volvieron tan rígidas e inflamadas que tuvo que operarse. Tras la operación Marjorie tenía los dedos todavía más rígidos de lo que habían estado antes. Se sentía impotente. Los fármacos no funcionaban, la cirugía tampoco; tenía poca esperanza. Por casualidad supo de un tratamiento a base de terapias naturales para la artritis que se centraba en la dieta y decidió probarlo. Visitó a un médico especializado en medicina natural, que se quedó espantado cuando ella le nombró todos los alimentos nocivos para la salud que estaba consumiendo. Le pidió que siguiera una dieta depurativa diseñada para desintoxicar el cuerpo. A los seis días de dejar de comer los alimentos habituales, Marjorie se sorprendió al verse completamente libre de dolor. En este punto se le prescribió una dieta de frutas frescas y verduras. Ocho días después recuperó el uso completo de las manos. El médico le aconsejó que adoptara de forma permanente un régimen dietético de alimentos frescos, naturales y ricos en fibras. Desde entonces Marjorie ha seguido con la nueva dieta y continúa libre de dolor sin experimentar ninguna recaída. Lleva una vida activa normal, sin el obstáculo del dolor de las articulaciones, y le encanta comer de manera sana. Al contrario que quienes se limitan a eliminar los alérgenos dietéticos, Marjorie quedó completamente liberada de su artritis incapacitante.

Algunos alimentos fomentan los problemas de salud y la artritis, y otros fomentan la buena salud y previenen la artritis. ¿Qué alimentos pertenecen a un grupo o al otro? Si le preguntas a alguien en qué consiste una dieta «sana», puedes obtener cualquier respuesta, desde la dieta vegetariana hasta la baja en hidratos de carbono, pasando por la basada en el grupo sanguíneo y la macrobiótica. En la siguiente sección te ofrezco las claves para distinguir las dietas sanas de las que no lo son.

Enfermedades de la civilización moderna

La artritis, la enfermedad periodontal (enfermedad de las encías), la caries, la fibromialgia, las enfermedades cardiovasculares, la diabetes, el cáncer, el asma y muchos de los problemas de salud más comunes son lo que habitualmente se conoce como las «enfermedades de la civilización moderna». Este término se acuñó para describir un fenómeno que fue identificado por numerosos médicos, antropólogos e investigadores durante el pasado siglo. Se ha observado que quienes viven y trabajan en las comunidades rurales como lo han hecho desde hace cientos de años raramente experimentan estos problemas de salud. Sin embargo, cuando entran en contacto con la civilización y adoptan las costumbres modernas o se mudan a las ciudades, comienzan a desarrollar el mismo tipo de enfermedades degenerativas encontrado en estos lugares.

Por ejemplo, el cirujano británico Denis Burkitt pasó cerca de dos décadas trabajando en una zona rural de África.

Burkitt, que empezó en los años cuarenta del pasado siglo, observó que en conjunto la salud de los campesinos africanos era mucho mejor que la de los británicos o la de otros europeos que residían ahí. Vivían en el mismo clima, pero los hábitos alimenticios eran muy diferentes. Los campesinos africanos comían sus comidas tradicionales mientras que los británicos mantenían su amor por el pan blanco, las mermeladas, la jalea, el té, etc. Burkitt observó que, a medida que los africanos adoptaban las costumbres y los alimentos occidentales (se volvían más «civilizados»), comenzaban a desarrollar las mismas enfermedades que sufrían los europeos.

El doctor en medicina Ian Prior estudió a los nativos de las islas del sur del Pacífico en los años sesenta y presenció exactamente el mismo proceso. En tanto en cuanto los isleños mantenían su estilo de vida y dieta tradicionales, no sufrían las enfermedades de la civilización moderna. Sin embargo, cuando emigraron a Nueva Zelanda o a Australia, adquirieron rápidamente las mismas enfermedades degenerativas de sus países adoptivos.

El antropólogo Vihjalmur Stefansson, que trabajó con los esquimales del norte de Canadá y de Alaska desde 1906 hasta 1918, fue testigo del mismo fenómeno. Cuando empezó a vivir con ellos, tenían muy poco contacto con los «blancos» y la civilización y estaban totalmente libres de las enfermedades del «hombre blanco». No había artritis, caries, diabetes ni cáncer entre ellos. Cuando los esquimales comenzaron a vivir en pueblos y a alimentarse con los alimentos modernos, todo eso cambió. El mismo fenómeno se ve también en los registros arqueológicos. Los restos óseos de los habitantes rurales de la mayor parte del mundo muestran pocos signos de enfermedades degenerativas. No obstante, a medida que la civilización se desarrolla, las enfermedades propias de ella comienzan a producirse. Es interesante observar que donde aparecen señales de enfermedad dental la artritis está también presente. Las enfermedades van de la mano a través de la historia. Las momias de la realeza y de las clases privilegiadas de Egipto con frecuencia muestran signos de caries y artritis, incluso más que las de la clase inferior, que vivía una existencia más miserable y probablemente tenía una forma de vida similar a la de los habitantes rurales.

Es evidente que la dieta juega un papel muy importante en el desarrollo de un mal estado de salud y de la artritis. La dieta que sigues puede provocar artritis o impedirla. A continuación veremos el tipo de dieta que fomenta una mala salud. Yo la llamo la «dieta para desarrollar la artritis», porque si la sigues, tendrás unas probabilidades muy elevadas de terminar desarrollando algún tipo de artritis.

Dieta para contraer la artritis

Si quieres destrozar tu salud y desarrollar artritis o fibromialgia, deberías incluir en tus comidas y aperitivos los siguientes productos:

- Tortitas y *waffles*
- Sirope
- Jaleas y mermeladas
- Cereales fríos para el desayuno
- Tartaletas para calentar en el tostador
- Donuts
- Pan blanco

- Rosquillas de pan
- Magdalenas
- Panecillos de canela
- Barras de granola
- Zumo de fruta (manzana, naranja, uva, etc.)
- Pasta (espagueti, lasaña, macarrones, etc.) con queso
- Pizza
- Fritos
- Patatas fritas
- Frituras de maíz
- Crackers
- Carnes procesadas (salami, mortadela, salchichas, pollo empanado, etc.)
- Arroz blanco
- Cenas congeladas
- Alimentos en lata
- Comida de restaurantes
- Galletas
- Pasteles
- Tartas
- Caramelos y chocolate
- Refrescos
- Café
- Alcohol
- Bebidas de fruta en polvo (Tang, Kool-aid, etc.)
- Bebidas deportivas
- Bebidas energéticas
- Azúcar
- Endulzantes artificiales
- Aceites vegetales

- Margarina
- Grasa vegetal para cocinar
- Productos lácteos (leche, queso, etc.) semidesnatados o desnatados.

¡Dios! ¡Qué lista! ¿Estos son los alimentos que comes normalmente todos los días? Si lo son, y todavía no tienes artritis, eres una futura víctima de esta enfermedad esperando que te toque. La gente por lo general se sorprende al mirar esta lista de alimentos porque incluye lo que la mayoría de nosotros comemos a diario, siete días a la semana, semana tras semana, año tras año. A la larga sufrirás las consecuencias. La artritis es uno de los síntomas que pueden presentarse cuando tu salud se deteriore.

Puede que te estés preguntando: si eliminamos todos estos alimentos que acabamos de ver, ¿qué nos queda para comer? ¡Nos queda muchísimo! Por ejemplo, alimentos «reales» como frutas frescas, verduras, frutos secos, semillas, cereales integrales, productos lácteos enteros, huevos y carnes frescas sin procesar. Puede que algunos aseguren, «Bueno, yo ya como frutas y verduras y cereales integrales siempre que puedo». Sin embargo, quienes dicen esto con frecuencia tienen sobrepeso también, como el 60% de los norteamericanos. *¡Si tienes sobrepeso, estás siguiendo una dieta para desarrollar la artritis!*

Entonces, ¿en qué consiste exactamente una dieta sana? Podemos llamarla «la dieta antiartritis» y es la que describo a continuación.

MEJOR SALUD CON LA DIETA ANTIARTRITIS

La definición de una manera «sana» de comer no es una llevar una dieta vegetariana o baja en hidratos de carbono ni cualquier otra dieta determinada que esté de moda. La clave para entender realmente lo que constituye una dieta sana fue descubierta por Weston A. Price, a finales de la década de 1930. En su consulta de dentista observó que, como profesional, en los últimos tiempos estaba viendo cada vez más pacientes con problemas dentales y de salud que eran muy poco frecuentes cuando comenzó a practicar la odontología. Al principio de su carrera la gente comía principalmente alimentos frescos de explotaciones agrícolas y fincas locales. Cuando empezaron a dejar las explotaciones agrícolas y a mudarse a las ciudades para encontrar trabajo, surgió una demanda de más alimentos y mejor distribución y conservación. Como consecuencia comenzó a cambiar la forma de producir los alimentos. Estos entraron en la era de la producción en masa y fueron procesados, enlatados, empaquetados, etc., con el fin de convertirlos en productos de larga duración para que pudieran almacenarse y transportarse con comodidad. En este proceso se fue deteriorando su valor nutritivo y se les añadieron ingredientes cuestionables. Toda nuestra alimentación comenzó a cambiar radicalmente, pasando de fresca a procesada y empaquetada.

El doctor Price planteó la teoría de que la causa del incremento espectacular de enfermedades, en concreto las degenerativas como la artritis, las enfermedades cardiovasculares y la diabetes, era el deterioro de la nutrición. Para comprobar su teoría estuvo casi una década viajando por todo el mundo y estudiando las poblaciones autóctonas, su alimentación, y de qué manera afectaba a su salud lo que comían. Viajó a regiones remotas de Canadá y Alaska, a las islas del Pacífico, a Australia, África, Sudamérica y a regiones aisladas de Europa. Cuando llegaba a un área, examinaba los dientes de los habitantes y recogía información sobre su salud general y los tipos de enfermedades que tenían o no tenían. Asimismo apuntaba los alimentos que consumían e incluso los analizaba para averiguar su contenido nutritivo. Localizaba a poblaciones que vivían completamente aisladas y sin influencias de la civilización moderna. En los años treinta aún había muchos pueblos que no habían adoptado el modo de vida moderno y seguían viviendo de la manera tradicional y comiendo alimentos tradicionales. El doctor Price descubrió que quienes comían sus alimentos habituales tenían una salud dental excepcionalmente buena y una excelente salud general. No padecían artritis, asma, diabetes, enfermedades cardiovasculares, cáncer ni ninguna de las llamadas enfermedades de la civilización moderna. Sin embargo, en cuanto esta misma población comenzaba a adoptar los hábitos occidentales y la alimentación moderna, su salud dental y general decaía rápidamente. No hacía falta mucho para ocasionar un cambio. Cuando los mercaderes visitaban estas zonas aisladas, sus habitantes adquirían solo unos pocos artículos, como harina blanca, azúcar, carne en lata y aceites vegetales. Aunque estos alimentos «modernos» quizá constituían el 10 o el 20% de su alimentación total, su salud quedaba significativamente afectada. En la medida en que adoptaban los alimentos occidentales, aumentaba el grado de su degeneración física.

El doctor Price vio este modelo en *todas* las poblaciones que estudió. Sin excepciones. La evidencia era contundente.

Las poblaciones que consumían productos integrales, como venían haciéndolo desde hacía miles de años, eran robustas y sanas. Cuando empezaban a cambiar sus hábitos alimenticios tradicionales por alimentos modernos, procesados, su salud se deterioraba.

Una de las cosas que hacía el doctor Price cuando evaluaba la salud de los nativos era examinar y documentar cuidadosamente el estado de sus dientes y bocas. La caries y la enfermedad de las encías eran relativamente raras entre quienes seguían la alimentación tradicional. Era gente que *nunca* se cepillaba los dientes ni usaba hilo dental o enjuague bucal; sin embargo, su dentadura se encontraba en mucho mejor estado que la de cualquiera de los pacientes que veía en su consulta de Ohio. Observó que cuando empezaban a añadir un poco de azúcar y de harina blanca a su alimentación, su salud dental caía en picado. La caries y las enfermedades hacían estragos en sus bocas. Además empezaron a desarrollar artritis y otras enfermedades degenerativas.

Lo que descubrió el doctor Price fue que *la dieta era el factor más importante entre los que afectan a la salud dental y física de una persona*. Sus conclusiones fueron publicadas en 1939 en un libro titulado *Nutrition and Physical Degeneration* (Nutrición y degeneración física).

Estudió poblaciones con diversos climas, culturas, costumbres y prácticas dietéticas. Los alimentos que consumían abarcaban un amplio espectro. Algunas eran casi totalmente carnívoras, ya que prácticamente solo se alimentaban de carne. Otras se basaban casi enteramente en productos lácteos, y también había otras que basaban sus dietas en cereales integrales o frutas. Sin embargo ninguna de las dietas era vegetariana; todas incluían carne o algún tipo de producto animal. Estos grupos autóctonos no tenían nada en común excepto el hecho de que se alimentaban de comida natural o muy poco procesada, usando técnicas tradicionales, como la fermentación natural o el secado. No importaba si la dieta era mayoritariamente de carne o cereales o verduras, en tanto en cuanto los alimentos fueran frescos y naturales.

Azúcar y cereales refinados

El doctor Price descubrió que los dos alimentos de mayor impacto perjudicial en la salud eran el azúcar refinado y la harina blanca. Hoy en día la ciencia ha demostrado claramente que el azúcar es el enemigo público número uno en lo referente a la caries y a la enfermedad de las encías. Nos advierten que no debemos comer mucha o nos pudrirá los dientes. Esto es verdad, pero casi nadie le presta realmente atención. Siguen consumiendo azúcar sin pensárselo dos veces. En 1800 el consumo de azúcar consistía en unos cuatro kilos y medio por persona al año.[8] Hoy en día cada persona consume una media de unos setenta y tres al año. Eso es casi un cuarto de kilo de azúcar al día, ¡y puede verse en nuestros dientes! Aproximadamente el 98% de la población tiene algún nivel de deterioro dental o de enfermedad de las encías. Ni siquiera cepillarse los dientes y usar el hilo dental habitualmente ha hecho retroceder el deterioro provocado por el azúcar.

Este alimento no es el único culpable. La harina blanca es igualmente perjudicial. La harina blanca está hecha principalmente de almidón. El almidón está compuesto de azúcar. La única diferencia es que en el almidón todas las moléculas de azúcar están ligadas entre sí formando una cadena, pero, una vez que la comemos, nuestras enzimas digestivas rompen las conexiones en moléculas individuales de azúcar. De manera que comer una rebanada de pan blanco es en esencia el equivalente a comer un par de cucharadas de azúcar. El pan blanco empieza a transformarse en azúcar en nuestras bocas mientras lo masticamos. La saliva contiene enzimas digestivas que inmediatamente empiezan a transformar el almidón en azúcar.

El azúcar, tanto en estado puro como en forma de harina blanca, alimenta las bacterias orales. A las bacterias de nuestras bocas les encanta el azúcar. Cuanto más azúcar comes,

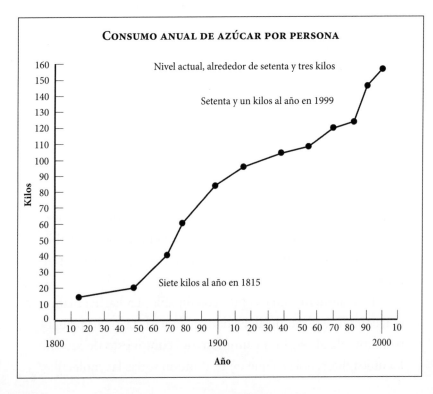

6666666666

más comen ellas, y por consiguiente, más rápidamente crecen y se multiplican y más pronto pueden plagar la boca causando infección y enfermedad. Mientras comas azúcar y harina blancos (y otros cereales refinados), estarás alimentando a las bacterias que causan enfermedad en tu boca. El azúcar es como un fertilizante para las bacterias. Cuanta más consumas, más vigorosas crecerán ellas.

La gente a la que el doctor Price estudió, que tenía una alimentación tradicional, consumía pocos dulces o ninguno. Sus dientes estaban en un estado excelente incluso sin la ventaja de la higiene dental o de los dentistas. Su dentadura estaba sana porque comían bien.

Grasas tradicionales y aceites vegetales procesados

Otro alimento moderno que provocó verdaderos estragos en la salud fue el aceite vegetal procesado. Las grasas animales y la mantequilla eran las grasas que más se usaban en las sociedades tradicionales, y se habían estado empleando durante generaciones sin efectos perjudiciales. Las siguientes más importantes eran los aceites de oliva, coco y palma. Todos estos eran relativamente fáciles de extraer utilizando métodos primitivos. Los aceites vegetales de semillas, como de soja y de girasol, eran mucho más difíciles de extraer y procesar y, por tanto, raramente se usaron hasta después de la invención de la presa hidráulica a finales del siglo XIX. Los aceites vegetales procesados apenas se usaron hasta el siglo XX. Con la invención del proceso de hidrogenación en 1901, los aceites vegetales líquidos se transformaban en grasas sólidas. Estas grasas se vendían como margarina y grasa vegetal y se fomentaban como alternativas más baratas a las grasas de origen animal.

Se oye hablar mucho sobre lo buenos que son para la salud los aceites poliinsaturados. Lo que los consumidores no saben es que estos aceites vegetales son más dañinos que las grasas saturadas. Durante las dos últimas décadas ha habido una cantidad ingente de investigaciones que confirman esto. Los investigadores han descubierto que el consumo de aceite vegetal poliinsaturado puede provocar trastornos sanguíneos, cáncer, daño hepático e insuficiencia vitamínica. Su consumo excesivo ha sido relacionado con:

- Disminución de la resistencia a enfermedades infecciosas al deprimir el sistema inmunitario, eliminando las células sanguíneas blancas, que nos defienden contra microorganismos dañinos y células cancerosas.
- Riesgo más elevado de contraer enfermedades cardiovasculares porque incrementan la inflamación, elevan la presión sanguínea y estimulan la coagulación de la sangre.
- Aumento de la incidencia de asma, eczema y rinitis alérgica, que reflejan el descenso del uso de grasas saturadas y el subsiguiente auge del uso de grasas poliinsaturadas.
- Deterioro de las funciones cerebrales como la capacidad de aprendizaje, la memoria, las funciones cognitivas y el comportamiento, posiblemente llevando a la enfermedad de Alzheimer, el Parkinson, la demencia senil, la dislexia y quizá incluso el trastorno de déficit de atención.
- Incidencia desorbitada de la ceguera debido a la degeneración macular relacionada con la edad en los

Estados Unidos, Canadá, Australia y la mayoría de los demás países industrializados.

• Desarrollo de alergias, psoriasis, regulación deficiente de la glucosa en la sangre, migrañas y otras enfermedades autoinmunes e inflamatorias, entre ellas artritis reumatoide, síndrome del colon irritable, esclerosis múltiple, lupus nefritis y ciertas enfermedades inflamatorias del riñón.

Las grasas poliinsaturadas son altamente vulnerables a la oxidación. Al exponerlas al calor, la luz o el oxígeno, se oxidan espontáneamente y forman moléculas destructivas conocidas como radicales libres. Estos radicales libres son altamente reactivos y atacan a las grasas no saturadas y a las proteínas. A su vez, estas sustancias se oxidan y generan más radicales libres. Es un ciclo que se perpetúa a sí mismo.

Cuando se extrae aceite de las semillas, se pone en marcha el proceso de oxidación y continúa durante el embotellamiento e incluso durante la distribución. En el momento en que se usa para cocinar, la oxidación y la formación de los radicales libres destructivos se acelera enormemente.

La oxidación también se produce en el cuerpo. Nuestra única defensa contra los radicales libres son los antioxidantes. Los alimentos frescos contienen nutrientes antioxidantes como las vitaminas A, C, y E, el betacaroteno, y los minerales cinc y selenio.

Por el contrario, las grasas saturadas son muy resistentes a la oxidación. Actúan más como antioxidantes protectores porque previenen la oxidación y la formación de radicales libres.

Los ácidos grasos monoinsaturados son más estables que los poliinsaturados pero menos estables que los saturados. Reemplazar las grasas poliinsaturadas por grasas saturadas y monoinsaturadas puede ayudar a reducir los riesgos asociados con los radicales libres. Llevar una dieta rica en nutrientes antioxidantes puede ayudar contra la oxidación de ácidos grasos poliinsaturados en el cuerpo.

La mayoría de los cocineros recomiendan aceites vegetales poliinsaturados para cocinar y para la preparación de alimentos como una alternativa «sana» a la mantequilla, el aceite de coco u otras grasas saturadas.

Paradójicamente, cuando estos aceites vegetales insaturados se usan para cocinar, forman varios compuestos tóxicos que son mucho más perjudiciales para la salud que cualquier grasa saturada. Al final los aceites vegetales insaturados son los menos aptos para cocinar.

Cualquier aceite vegetal insaturado puede volverse tóxico al calentarlo. E incluso una pequeña cantidad, especialmente si se consume con frecuencia afectará a la salud a la larga. Se sabe que los aceites oxidados provocan daños a los tejidos intersticiales y a las paredes de los vasos sanguíneos y que causan numerosas lesiones en los órganos de los animales. Ahora los investigadores están empezando a reconocer que los aceites vegetales calentados son mucho más dañinos para el corazón y el sistema circulatorio que el exceso de colesterol o las grasas animales.

El consumo de aceite vegetal tiene un impacto directo en la artritis. Estos aceites deprimen el sistema inmunitaro, incrementando así el riesgo de infección o reduciendo la capacidad de luchar contra la infección crónica. También propician la inflamación, agravando así las enfermedades artríticas. Se sabe que consumir mucho aceite vegetal poliinsaturado en la dieta afecta adversamente a las articulaciones artríticas de las rodillas.[9]

Más perjudicial aun para la salud que los aceites vegetales procesados son los aceites vegetales hidrogenados: la margarina y la grasa vegetal. Durante el proceso de hidrogenación se crean las grasas artificiales conocidas como ácidos grasos trans. Son una de las peores grasas que puedes consumir. Se sabe que los ácidos grasos trans contribuyen al desarrollo de enfermedades cardiovasculares, diabetes, infarto, cáncer, enfermedades autoinmunitarias y un sinfín de problemas de salud más. No los consumas. Los aceites hidrogenados o parcialmente hidrogenados se usan frecuentemente en el procesamiento de los alimentos. Lee los ingredientes de las etiquetas y evita todos los alimentos que los incluyen.

Durante las últimas décadas, se nos ha aconsejado que evitemos las grasas y aceites que contienen altas cantidades de grasa saturada porque esta incrementa los niveles de colesterol de la sangre. Cuando se formuló la teoría del impacto del colesterol en las enfermedades cardiovasculares en los años sesenta del siglo pasado, se creía que el colesterol de la sangre se acumulaba y obturaba las arterias, lo que a su vez provocaba ataques de corazón. Desde entonces se ha demostrado que esta teoría es falsa. La placa que se forma en las arterias consiste en proteínas, plaquetas sanguíneas, calcio y colesterol. El principal componente es la proteína, no el colesterol. Este está presente porque el cuerpo lo usa para reparar el daño en las paredes de las arterias. No causa la obstrucción ni el daño, está ahí como un medio para facilitar la curación. Es culpable solo por asociación.

El colesterol alto se considera un marcador o *factor de riesgo* para las enfermedades cardiovasculares, pero no es la causa. Hay otros muchos factores de riesgo para este tipo de enfermedades; la falta de ejercicio y pertenecer al sexo masculino son otros dos de ellos. Pero, como el colesterol, ni la falta de ejercicio ni ser hombre causan la enfermedad cardiovascular. Los factores de riesgo indican simplemente un aumento de probabilidades de desarrollar una enfermedad de corazón. Cuantos más factores de riesgo tienes, mayor es tu posibilidad de sufrir un ataque cardiaco. Se conocen alrededor de una docena de factores de riesgo para la enfermedad cardiovascular. El colesterol alto es solo uno de ellos y no es ni siquiera el más fuerte ni el más importante. La mitad de los que sufren ataques al corazón tienen un colesterol normal o bajo. Por tanto, es obvio que el colesterol alto no causa los ataques. Se oye hablar mucho sobre el colesterol últimamente porque las farmacéuticas ganan miles de millones de dólares al año vendiendo medicamentos para reducir el colesterol. Por consiguiente, gastan millones de dólares al año para fomentar la necesidad de bajar el colesterol. Las farmacéuticas admiten que simplemente bajar el colesterol no reduce la incidencia de ataques de corazón. Lee la letra pequeña de los anuncios; esa es una de las advertencias que suelen incluir.

La gente de todo el mundo que come una alimentación tradicional se ha basado considerablemente en alimentos ricos en colesterol y en grasas saturadas. Esta gente nunca ha tenido enfermedades cardiovasculares, presión sanguínea alta ni infartos... hasta que reemplazan sus grasas tradicionales por aceites vegetales procesados y otros alimentos modernos.

RESUMEN DE LA DIETA

Para resumir lo que hemos aprendido del trabajo del doctor Price, los mejores alimentos para conseguir y mantener una buena salud dental y general son las frutas frescas, las verduras, los frutos secos, las semillas, los huevos, los cereales integrales, los productos lácteos enteros, las carnes sin procesar, y las grasas saludables tradicionales. Estas grasas tradicionales son el aceite de oliva, el de coco y el de palma, además de las grasas animales y la mantequilla. Los alimentos deberían comerse crudos y cocinados, y ser de origen vegetal y animal.

El azúcar es uno de los alimentos más dañinos para la salud, y los llamados azúcares «naturales» no son mucho mejores. Al hablar de azúcar me refiero al azúcar blanco de mesa (sucrosa), el azúcar moreno, la miel, la melaza, el jarabe de arce, el sirope de maíz, el Sucanat, el azúcar de dátil, la glucosa, la fructosa y el sirope de maíz de alta fructosa y cualquier sustancia que se use como agente endulzante.

La harina blanca no es muy diferente del azúcar. Abarca todos los granos refinados y los productos hechos con ellos, entre los que se cuentan el pan, las galletas, las galletas saladas, los bollos, las rosquillas, las magdalenas, etc.

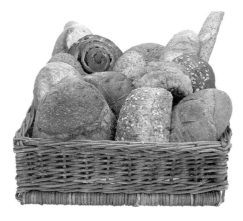

Casi todos los aceites que se venden en las tiendas de alimentos son aceites vegetales refinados, entre ellos el de maíz, soja, canola, cártamo, girasol, cacahuete y semilla de algodón, así como la margarina y la grasa vegetal, además de los aceites hidrogenados y parcialmente hidrogenados.

Cuanto más se procesa un alimento, más nutrientes se pierden y más probable es que se le añadan ingredientes perjudiciales para la salud. Los aditivos químicos no son alimento sino sustancias extrañas, toxinas que el cuerpo tiene que procesar y eliminar. Los alimentos procesados privan al cuerpo de una buena nutrición y deprimen la función inmunitaria, haciéndote más vulnerable a la infección y a la mala salud. Si un alimento se cocina y se vende en una lata, plástico, caja, papel de aluminio u otro paquete cerrado, probablemente no sea apto para comer. Si un producto tiene más de cuatro o cinco ingredientes, o si los ingredientes consisten en palabras de muchas sílabas que te cuesta trabajo pronunciar, como butilhidroxitolueno, es mejor no probarlo.

Cambiar tu alimentación actual por otra más natural y tradicional tal vez sea uno de los pasos más eficaces que puedes dar para superar la artritis.

Eliminar el azúcar refinado y la harina blanca matará de hambre a las bacterias problemáticas de tu boca, lo que hará que agarres el toro por los cuernos.

Tras sufrir durante tres años debido a un dolor creciente de la artritis reumatoide, las rodillas de E. C., de cuarenta y un años, se deterioraron tanto que tuvo que dejar su trabajo como profesora y sentarse en una silla de ruedas. Probó todos los medicamentos habituales sin éxito. Frustrada por los malos resultados que obtenía con los médicos, recurrió a un especialista en medicina natural. Este le recomendó una semana de ayuno seguida de una dieta de alimentos frescos e integrales. Al final del último día del ayuno los dolores de la artritis habían desaparecido. Dos semanas más tarde, tras seguir un programa con una dieta a base de alimentos integrales, también había desaparecido casi toda la inflamación. Exactamente a las seis semanas de su primera visita con el especialista, E. C. fue capaz de levantarse de la silla de ruedas y caminar, totalmente libre de rigidez y de dolor. A los tres meses volvía a su centro educativo para enseñar.

Seguir una dieta saludable puede tener un impacto profundo tanto para prevenir la artritis como para contrarrestarla. Para la mayoría de la gente una dieta de comidas integrales es algo totalmente nuevo y constituye un reto. El primer paso es entender en qué consiste un alimento integral. Una vez que entiendes eso, puedes centrarte en crear comidas deliciosas y satisfactorias basadas en esos alimentos. Aunque el concepto de alimentos integrales es sencillo, mucha gente no lo comprende del todo. Por esta razón he incluido un ejercicio de aprendizaje de los alimentos integrales para ayudarte a aprender a comer de una manera sana.

El ejercicio describe los alimentos integrales detalladamente e incluye una prueba de siete días de aprendizaje práctico, con una evaluación al final. Encontrarás la información en el Apéndice.

Una nutrición adecuada combate la artritis

Una de las principales ventajas de seguir una dieta de alimentos integrales es conseguir una nutrición adecuada. La nutrición deficiente puede tener un impacto significativo en el desarrollo y el progreso de la artritis y de la enfermedad de las encías y otros muchos problemas de salud. Solo porque comas tres comidas completas al día y puede que incluso tengas sobrepeso no significa que estés bien alimentado. Como la mayoría de los alimentos que ingerimos carecen de vitaminas, podemos comer y comer y seguir comiendo y aun así permanecer desnutridos. La mayoría de los norteamericanos no obtienen la dosis diaria recomendada de todas las vitaminas y minerales esenciales. Comemos muchísimo, pero no conseguimos los nutrientes que necesitamos. Algunos de los alimentos que consumimos, como el azúcar y los aceites vegetales, en realidad agotan los nutrientes de nuestros cuerpos.

Los estudios demuestran que quienes padecen artritis tienen niveles más bajos de muchas vitaminas y minerales esenciales que la población general, lo que sugiere claramente que no se alimentan bien. Por ejemplo, en un estudio de pacientes de gota, se descubrió que presentaban niveles sanguíneos de homocisteína mayores de lo normal, lo que indica deficiencias en vitaminas B, especialmente ácido fólico, B_{12} y B_6[10]

En otro estudio, el efecto de la niacinamida, una de las vitaminas B, se testó en pacientes con osteoartritis. Los investigadores descubrieron que los suplementos de esta vitamina ocasionaban una reducción significativa de la inflamación y una mejora de la flexibilidad de las articulaciones,[11] lo que indica una deficiencia de este importante nutriente.

Se ha demostrado que las vitaminas C, E, B_1, B_2, B_6 y B_{12} ejercen un efecto inhibidor sobre la osteoartritis, indicando, una vez más, la deficiencia de estas vitaminas en la alimentación.[12]

La falta de vitaminas D y K y de los minerales calcio, magnesio, boro, cinc, y selenio, puede debilitar el hueso y el tejido de las articulaciones, incrementando el riesgo de osteoartritis. Por ejemplo, en las áreas geográficas en donde el consumo de boro es bajo, la incidencia de la artritis es alta, y viceversa. Además, algunas investigaciones han demostrado que el aporte de suplementos de boro puede tener un efecto beneficioso 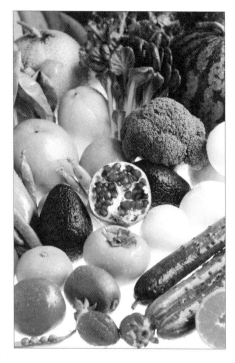 en la osteoartritis.[13] Los estudios indican que los individuos con artritis reumatoide presentan niveles bajos de vitamina C en su organismo.[14] Una falta de la suficiente vitamina C entorpece la función inmunitaria. Asimismo indica que el sistema inmunitario se encuentra sometido a estrés, probablemente porque está combatiendo una infección crónica.

La vitamina C también es primordial para formar colágeno, que se necesita para construir y reparar los tejidos óseos y de las articulaciones. Comer alimentos ricos en ella e incluso tomar suplementos alimenticios que proporcionan 500 o más mg. de vitamina C puede ser beneficioso.

La investigación demuestra que comer alimentos integrales mejora la eficiencia del sistema inmunitario. Los pacientes con artritis reumatoide a menudo tienen infecciones subclínicas del conducto urinario crónicas o repetidas. Esto puede verse por la presencia de la bacteria *Proteus mirabilis* en la orina. Cuando estos pacientes se someten a una dieta de alimentos integrales y los síntomas mejoran, el número de bacterias en la orina disminuye.[15]

También tienes que comer una cantidad adecuada de grasas beneficiosas diariamente. Hoy en día vivimos en una sociedad antigrasa. Todo el mundo parece tener miedo a comer grasas por temor a engordar o a contraer una enfermedad cardiovascular. Bueno, si la fuente principal de grasa de tu dieta son los aceites vegetales procesados y las grasas hidrogenadas, entonces sí, esto es verdad. Pero las grasas tradicionales favorecen la salud y son incluso esenciales para conseguir una nutrición apropiada.

La grasa es un elemento fundamental de nuestros cuerpos y está presente en todos nuestros tejidos. Nuestros cerebros consisten en un 60% de grasa y colesterol. Todas tus células están revestidas por membranas de grasa. Esta se usa para producir energía y como elemento básico para formar los tejidos. Los estudios demuestran que el cuerpo puede convertir la grasa (grasas saturadas y monoinsaturadas) en cartílago.[16] Por tanto, la grasa puede ser útil para mantener tus articulaciones sanas y flexibles.

Una cantidad adecuada de grasa alimenticia es necesaria para una buena digestión y absorción de nutrientes. Las grasas retrasan el movimiento de la comida a través del estómago y el sistema digestivo. Esto les ofrece a los alimentos más tiempo para bañarse en los ácidos digestivos y permanecer en contacto con las enzimas digestivas. El resultado es que más nutrientes, especialmente minerales que por regla general están ligados estrechamente a otros compuestos, se liberan de los alimentos y son absorbidos por el cuerpo. Las dietas bajas en grasa en realidad son perjudiciales porque impiden la digestión completa de la comida y limitan la absorción de nutrientes.

Las dietas bajas en grasa pueden fomentar deficiencias en minerales. El calcio, por ejemplo, requiere grasa para una absorción adecuada. Por esta razón las dietas bajas en grasa fomentan la osteoporosis y la osteoartritis. Es curioso que, con frecuencia, comemos alimentos bajos en grasa entre ellos, la leche desnatada, o semidesnatada, para obtener calcio; sin embargo, al tomar leche con la grasa reducida el calcio no se absorbe eficazmente. Quizá esta sea la razón por la que se pueden tomar grandes cantidades de leche con bajo contenido en grasa y tomar suplementos de calcio y aun así sufrir de osteoporosis.

La grasa es necesaria para la absorción de las vitaminas liposolubles. Entre ellas figuran las vitaminas A, D, E y K, e importantes fitonutrientes y antioxidantes como el betacaroteno. Muy poca grasa en la alimentación puede llevar a deficiencias nutricionales graves.

En la mayoría de los países el consumo de grasa comprende entre el 20 y el 40% del total de calorías. Los expertos de la salud recomiendan a menudo limitar las calorías de grasas al 30% o menos por su creencia en la teoría obsoleta del colesterol y el miedo a la enfermedad cardiovascular. Sin embargo, los estudios de poblaciones que exceden este límite no muestran ninguna incidencia superior de enfermedad cardiovascular que aquellos que consumen menos grasa total.[17]

La obesidad suele asociarse con la osteoartritis. Quienes tienen sobrepeso suelen ingerir alimentos inadecuados. Muchos ni siquiera comen en exceso, pero lo que comen les engorda. Los alimentos naturales no engordan. Llenan y satisfacen, de manera que comer en exceso no es un problema.

Tomar un suplemento de vitaminas y minerales puede o no ser beneficioso. Muchos confían en los suplementos alimenticios para obtener los nutrientes que necesitan. Por tanto, se sienten menos inclinados a comer bien, creyendo que los suplementos compensarán una dieta deficiente. Sin embargo, esto no es así. Los suplementos alimenticios son solo eso, suplementos. No alimentos. Se toman para complementar una alimentación que por sí misma debe ser adecuada, no para sustituirla.

Recientemente se han dado a conocer muchos estudios que afirman que los suplementos alimenticios no protegen tanto como se creía contra las enfermedades degenerativas. Varios de ellos han demostrado que tomar vitaminas no aporta ningún beneficio particular para la prevención de determinadas enfermedades como las cardiovasculares o el cáncer. Las vitaminas y los minerales siguen haciéndonos falta, pero la mejor manera de conseguirlas no son los suplementos. Los estudios revelan sistemáticamente que obtener las vitaminas y los minerales comiendo alimentos integrales protege contra un sinfín de enfermedades. De manera que te conviene nutrirte a base de alimentos, alimentos auténticos, en lugar de confiar en los suplementos.

Dieta de alimentos integrales baja en hidratos de carbono

El primer paso para elegir una alimentación adecuada es pasar a una dieta de alimentos integrales. Si no estás familiarizado con esta manera de comer, realiza la prueba de los siete días a base de alimentos naturales descrita en el Apéndice. Es una buena herramienta de aprendizaje y te enseñará hasta qué punto entiendes el concepto de alimentos integrales. Asimismo podría servir para abrirte los ojos y hacerte ver la cantidad de comida procesada que consumes.

Si tienes dientes cariados o la enfermedad de las encías y dolor de articulaciones o muscular, puedes obtener beneficios mucho antes si das un paso más y adoptas una dieta de alimentos integrales baja en hidratos de carbono. Mientras que la dieta de alimentos integrales debería adoptarse de por vida, la de alimentos integrales baja en hidratos de carbono es una terapia temporal. También puedes seguirla durante toda la vida, pero no hace falta que lo hagas. El beneficio de la dieta baja en hidratos de carbono es que elimina de tus comidas los alimentos que más probablemente favorecen las infecciones orales.

Durante su investigación de alcance mundial, el doctor Price descubrió que las poblaciones autóctonas que tenían la mejor dentadura eran las que seguían dietas bajas en hidratos de carbono. Los esquimales, por ejemplo, cuya alimentación consistía casi enteramente en carne y en pescado (extremadamente baja en hidratos de carbono), tenían el menor número de caries de todos los grupos estudiados. Quienes se alimentaban principalmente de cereales, incluso integrales, y un poco de miel eran los que tenían más caries. Aunque sus dentaduras eran mucho mejores que las de cualquier grupo que comiera alimentos modernos, entre los grupos autóctonos eran los que presentaban una menor resistencia a la caries.

Como una buena salud mental es imprescindible para superar la artritis y la fibromialgia, podrías plantearte llevar el concepto de alimentos integrales un paso más allá y entrar en la esfera de la dieta baja en hidratos de carbono. Una dieta baja en hidratos de carbono requiere más voluntad porque hay más restricciones en lo que puedes y no puedes comer. Sin embargo, lucharás mejor contra la artritis y obtendrás resultados más rápidos.

En una dieta baja en hidratos de carbono, el consumo de alimentos ricos en ellos está estrictamente limitado. Entre los alimentos con un contenido alto en hidratos de carbono están todos los cereales, todos los endulzantes naturales, las verduras ricas en almidón, y hasta cierto punto las frutas dulces y los productos lácteos. Entre los cereales figuran la harina, el arroz, el maíz, la cebada, la avena, etc.; entre los endulzantes naturales, la miel, la melaza, el zumo deshidratado de caña de azúcar, el azúcar de dátil, etc., y entre las verduras ricas en almidón, las patatas, las batatas, la calabaza, las habichuelas y los guisantes. En una dieta verdaderamente baja en hidratos de carbono habría que prescindir por completo de todos estos alimentos.

Entre los principales alimentos que deberías consumir están la carne, el pescado, los huevos, las grasas y los aceites saludables, y la verdura, principalmente grandes cantidades de verdura cruda y cocinada: ensaladas crudas, verduras al vapor y salteadas,verduras preparadas y cocinadas de infinidad de formas y aderezados con hierbas, especias, grasas y mantequilla, quesos y jugos de carne. Los quesos curados y tiernos son aceptables, y también la nata, pero la leche, incluso la leche entera, tiene bastante cantidad de azúcar (lactosa) y debería eliminarse. El yogur natural puede tomarse, pero sin azúcar. La dieta baja en hidratos de carbono con pequeñas cantidades de frutos secos, semillas y frutas con poco azúcar (bayas), así como las hierbas y las especias, las infusiones, el agua con limón y los condimentos sin azúcar (vinagre, mostaza, encurtidos, etc.), también están permitidos.

Tras empezar la dieta baja en hidratos de carbono no te sorprendas si comienzas a perder el exceso de peso. Este es uno de los efectos secundarios agradables de la dieta de alimentos integrales baja en hidratos de carbono. Como eliminas los alimentos que favorecen al aumento de peso y comes otros más ricos en nutrientes que sacian el hambre, tiendes a comer menos y a consumir menos calorías. Por tanto, el exceso de grasa corporal empieza a reducirse. En pocos meses podrías perder cinco, diez o más kilos, dependiendo de cuánto exceso de peso tuvieras cuando empezaste. Definitivamente perder los kilos de sobra es un paso hacia una mejor salud y alivia el estrés de tu cuerpo. Tus articulaciones doloridas te lo agradecerán.

Una vez que tu salud comience a mejorar y tu dolor de articulaciones y muscular disminuya, puedes volver a añadir a tu dieta cereales integrales, endulzantes naturales, verduras ricas en almidón, frutas y leche. Pero si quieres mantener sanas tus articulaciones, tienes que mantener buenos hábitos de alimentación. Los malos hábitos fueron los que en un principio causaron tus problemas. Si los retomas, no tardarás mucho en volver a tener problemas. Es como machacarte la mano con un martillo. Cuando dejas de darte martillazos, el dolor desaparece y la mano se cura. Si empiezas a golpearla otra vez, lo sentirás. El dolor va a regresar. No puedes seguir una dieta que favorece el desarrollo de la artritis o la fibromialgia y esperar evitar que aparezcan.

La experiencia de Ian R. es la siguiente:

Tras seguir tu programa durante varias semanas, me quedé encantado al ver cómo el dolor que sentía en los dedos de los pies desaparecía. Dos meses más tarde, cuando llegó la época de la Navidad, descuidé un poco mi alimentación sana y me di el capricho de disfrutar de los manjares navideños. Me regalaron un par de cajas de bombones y varias golosinas más a las que, simplemente, no podía resistirme. Durante unas tres semanas comí más dulces de lo que probablemente había comido en todo el año. Cuando llegó enero noté que me sucedía algo preocupante: el dolor de los dedos de los pies había vuelto a empezar. Continuó durante varias semanas. Al principio no sabía por qué estaba pasando esto, pero luego caí en la cuenta de lo que había estado comiendo antes de la recaída. Inmediatamente eliminé todos los dulces y los cereales de mi dieta y aumenté el consumo de carne, grasa y aceite de coco. En solo unas pocas semanas el dolor desapareció».

Un recurso excelente para preparar y cocinar alimentos integrales e incluso alimentos integrales bajos en hidratos de carbono es el libro *Nourishing Traditions* (Tradiciones nutritivas), de Sally Fallon y Mary Enig. Otro buen libro es *Real Food: What to Eat and Why* (Alimentos auténticos: qué comer y por qué), de Nina Planck.

Capítulo 8

Reconstruir las articulaciones dañadas

Una tarde, Edna, de sesenta y dos años de edad, voluntaria de la iglesia, estaba entrando en su coche después del trabajo cuando sintió un ligero dolor en la cadera. No le prestó mucha atención. Sin embargo, una semana más tarde, el dolor se volvió notablemente más intenso y ocurría más a menudo. En muy poco tiempo empezó a sentir «¡como si alguien me golpeara ahí con un martillo!. El simple hecho de levantarme de la silla para ir al baño era una tortura». Dejó de dar sus paseos diarios y de trabajar en el jardín, dos actividades que le encantaban.

El médico le diagnosticó osteoartritis. Le dijo que no podía hacer mucho aparte de ayudarla a aliviar algunos de los síntomas, pero que iba a tener que lidiar con ello durante el resto de su vida. Le dio varios medicamentos para calmar los síntomas. Sin embargo, sus efectos secundarios hacían que tuviera frecuentes dolores de cabeza, visión borrosa y, con el tiempo, lesiones hepáticas. A pesar del tratamiento, el dolor de la cadera aún persistía. «Antes disfrutaba de la vida -dijo-Ahora es un infierno.»

Edna oyó hablar de un suplemento alimenticio llamado glucosamina/condroitina que al parecer ayudaba a quienes padecen artritis. Decidió que no tenía nada que perder; no era un fármaco y sin duda no tendría los efectos secundarios nocivos que estaba experimentando con los medicamentos que le habían recetado. Compró el suplemento en una tienda local y empezó a tomarlo diariamente.

Después de la primera semana no había notado ninguna mejora de sus síntomas. Comenzó a pensar que no iba a funcionar y, al final del día noveno, decidió dejar de tomarlo. Pero cuando se levantó el décimo día, sintió que la cadera estaba mejor, de manera que siguió tomándolo. El día quince informó que sentía la cadera un 25% mejor y el día veinte la sentía un 50% mejor. Tras unas pocas semanas más fue capaz de volver a sus paseos diarios y a trabajar de nuevo en su jardín. Dejó de tomar la medicación y ya no tuvo que volver a lidiar con los molestos efectos secundarios.

Edna, como muchos otros enfermos de artritis, descubrió el milagro de la glucosamina y la condroitina. Durante las dos últimas décadas se ha publicado una cantidad importante de estudios que describen su eficacia para tratar la artritis, y en particular la osteoartritis. Como parte de tu programa de recuperación, la glucosamina/condroitina puede ser tremendamente beneficiosa para reconstruir las articulaciones dañadas y acelerar su curación.

El primer paso para superar la artritis es detener la fuente de la infección. En la mayoría de los casos esa fuente estará en la boca. Una vez que has resuelto los problemas dentales, las bacterias dejan de adentrarse en la corriente sanguínea y atacar los tejidos de las articulaciones. Esto les permite a los propios poderes restauradores del cuerpo tomar el control, eliminar la infección restante y reconstruir los tejidos articulares dañados. Las articulaciones dañadas por años de degeneración, si no están completamente destruidas, se curarán.

Seguir una dieta sana, mantener los dientes y la boca limpios y libres de enfermedades, y un sistema inmunitario sano, le ayudará a tu cuerpo a reconstruir y sanar las articulaciones dañadas. Si tus articulaciones han sufrido daños importantes, puedes mejorar los esfuerzos reconstructivos de tu organismo y acelerar la curación proporcionándole los elementos básicos que se requieren para reconstruir los tejidos de las articulaciones.

Vamos a partir del ejemplo de construir una casa como analogía de la reconstrucción de las articulaciones. Si quieres edificar una vivienda, te harán falta madera, clavos, ladrillos, moqueta, y otros materiales. Si la empresa de equipamientos te entrega solo la mitad de los ladrillos que necesitas, no podrás completar la construcción, por muchos clavos extra o rollos de moqueta que te entregue. Te hace falta una cantidad precisa de cada material de construcción, y el material debe estar dispuesto de una forma en la que puedas usarlo. Si la empresa de equipamientos te trae una carga de tablas de 61 cm de largo y tú necesitas que tengan una longitud de 3 metros, no podrás realizar el trabajo, incluso aunque las tablas estén hechas del material adecuado. Por eso también la forma de los materiales que recibes debe ser la apropiada.

Nuestra dieta le proporciona al cuerpo los elementos básicos que necesita para construir y reparar los tejidos. Si en la dieta falta un determinado elemento nutritivo, el trabajo permanece incompleto. Y cuanto más tiempo permanezca sin terminar el trabajo de reparación, mayor será el riesgo de que se produzcan más daños. A medida que los daños aumentan, se requieren incluso más elementos básicos.

Hace años los médicos descubrieron que comer carne de determinados órganos tenía un efecto terapéutico para ciertos problemas de salud. Esto dio lugar al concepto de «lo mismo cura lo mismo». En otras palabras, si una persona tenía problemas de hígado, comer hígado de ternera o de pollo podía curarla. Del mismo modo, si alguien tenía problemas de corazón o de páncreas, se le aconsejaba que comiera carne de corazón o de páncreas. Hoy en día la investigación respalda esta idea.

El suplemento alimenticio glucosamina/condroitina sigue esta filosofía. La glucosamina y la condroitina son dos elementos básicos que se encuentran en los tejidos conectivos de las articulaciones. Al consumirlos, nos proporcionan exactamente el tipo de materiales que nuestros cuerpos necesitan para reparar el daño de las articulaciones artríticas. También puedes conseguir estos elementos básicos sencillamente comiendo el cartílago que suele acompañar a la carne. El cartílago está adherido a los extremos de las articulaciones. El material blanco, parecido a la goma, que ves en los extremos de los huesos de pollo, por ejemplo, es cartílago, lo mismo que el de tus articulaciones.

Muchos estudios han demostrado que la glucosamina y la condroitina pueden reducir significativamente el dolor y mejorar la función de las articulaciones en quienes tienen artritis.[1-4] Por ejemplo, se hizo un estudio con 80 pacientes, a los que se les había diagnosticado osteoartritis aguda.[5] Durante los treinta días del estudio doble ciego los pacientes recibieron 1.500 mg de glucosamina o un placebo. Cada semana los investigadores hacían mediciones del grado de dolor del paciente, la sensibilidad de las articulaciones, su inflamación, y su amplitud de movimiento.

Descubrieron que el 73% de quienes toman el suplemento experimentaban una reducción significativa de los síntomas generales. Al cabo de tres semanas los síntomas del grupo de tratamiento se habían reducido a la mitad. Al final de la prueba el 20% declaró estar completamente libre de todos los síntomas. Este estudio es representativo de los muchos que se han realizado durante años.

Numerosos estudios doble ciego han demostrado que la glucosamina y la condroitina generan resultados tan buenos o incluso mejores que los medicamentos Nourishing Traditions para aliviar el dolor y la inflamación de la osteoartritis.[6-9]

Los fármacos alivian el dolor bloqueando las señales que envían los nervios al cerebro. El dolor y el daño siguen estando ahí; es solo que el cerebro no lo recibe. Ni la glucosamina ni la condroitina tienen efectos calmantes del dolor como los fármacos. La investigación demuestra que el tejido articular la absorbe selectivamente para reconstruir la articulación. Ambas sustancias funcionan para reducir el dolor porque reparan el cartílago dañado, con lo que disminuyen la irritación causada por la inflamación y el dolor. En un estudio llevado a cabo en Francia, 50 pacientes que sufrían de osteoartritis de la rodilla recibieron sulfato de condroitina o un medicamento para el dolor. Se tomaron muestras de tejido del cartílago al principio del estudio y una vez más después de tres meses de terapia. El cartílago de los sujetos que tomaron la medicación para el dolor no experimentaron ninguna mejoría. Sin embargo, quienes tomaron los suplementos de condroitina mostraron que durante el periodo de estudio se había producido un grado de reparación significativo.[10]

Los efectos positivos de la glucosamina y la condroitina aumentan con el tiempo. Como en realidad no bloquean el dolor como hacen los fármacos, sus efectos calmantes se producen más lentamente. Sin embargo, con el tiempo sus resultados pueden ser mayores y mucho más duraderos. Por ejemplo, en un estudio se compararon los efectos calmantes del dolor de la glucosamina con los del ibuprofeno.[11] Los sujetos que tomaron ibuprofeno comunicaron que habían experimentado una reducción inmediata del dolor. El nivel de alivio rápidamente se niveló a alrededor de la mitad de lo que era al principio del estudio. En el grupo de la glucosamina, el dolor declinó gradualmente durante las dos primeras semanas y a partir de entonces disminuyó con mayor rapidez, igualando los efectos del ibuprofeno tras la tercera semana y mostrando luego una mayor reducción del dolor a partir de entonces (ver el gráfico en la siguiente página). Los resultados demostraron una reducción del dolor significativamente mejor con la glucosamina que con el ibuprofeno. Otros estudios han señalad resultados muy parecidos, con el dolor reducido a la mitad tras unas tres semanas.

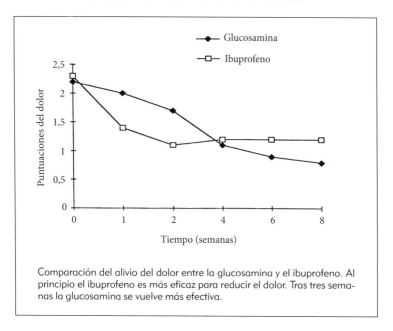

Comparación del alivio del dolor entre la glucosamina y el ibuprofeno. Al principio el ibuprofeno es más eficaz para reducir el dolor. Tras tres semanas la glucosamina se vuelve más efectiva.

Se ha demostrado que tanto la glucosamina como la condroitina reconstruyen eficazmente los tejidos de las articulaciones y reducen el dolor y la inflamación causados por la enfermedad degenerativa de la articulación, especialmente la osteoartritis. Cuando los dos se usan combinados, los efectos son mejores que los de cada uno por sí solo. Funcionan sinérgicamente juntos, cada uno potenciando los efectos curativos del otro.

Mientras los medicamentos calmantes y los antiinflamatorios producen graves efectos secundarios que pueden causar más daños, la glucosamina y la condroitina no tienen efectos secundarios y son completamente inocuos.[12] Después de todo, no son fármacos sino, básicamente, comida.

Puedes obtener glucosamina/condroitina en las tiendas de alimentación natural y en las farmacias. La encontrarás en diversas formas, como el sulfato de glucosamina, clorhidrato de glucosamina, glucosamina hidroiodida, etc. Busca un solo suplemento que contenga una combinación que te proporcione 1.500 mg de *sulfato* de glucosamina y 1.200 mg de *sulfato* de condroitina por dosis. Una dosis puede consistir en dos o tres cápsulas, que es la adecuada para todos los que pesan entre cincuenta y cuatro y noventa y cuatro kilos. Si pesas menos de cincuenta y cuatro, kilos puedes tomar un poco menos si quieres, y si sobrepasas los noventa, puedes tomar un poco más. Ten en cuenta que la glucosamina y la condroitina son componentes alimenticios, no medicamentos, por eso no hay riesgo en tomar una dosis más alta. Puedes tomar tres, cuatro, cinco veces la cantidad recomendada sin experimentar ningún efecto secundario ni exponerte a ningún peligro. Actualmente no hay un nivel conocido al que podamos decir que estas sustancias se vuelven tóxicas. Eso no significa necesariamente que cuanto mayor sea la dosis mejor. Sigue la dosis que te he recomendado a menos que tu médico te aconseje otra cosa.

Aunque numerosos estudios han demostrado los efectos positivos de la glucosamina/condroitina, otros han sido menos concluyentes. Las discrepancias se han atribuido a la calidad de los suplementos usados. Los estudios han revelado que muchas marcas que afirman contener ciertas dosis de sulfato de glucosamina o de condroitina tienen una cantidad significativamente menor de la que afirman, o incluso ninguna.[13] Las marcas con más probabilidades de fallar en la exactitud de los datos mostrados en sus etiquetas son las de empresas pequeñas y poco conocidas. Por tanto, deberías ceñirte a las marcas respetadas que son conocidas y de confianza.

La vitamina C y el mineral manganeso aumentan la eficacia de la glucosamina y la condroitina y además son necesarios para la buena salud de las articulaciones. De manera que elige una marca que incluya también estos componentes, o plantéate añadir un suplemento multivitamínico y mineral a tu alimentación diaria.

También obtienes una pequeña cantidad de glucosamina y condroitina a través de tu dieta. Ambas sustancias se encuentran en la mayoría de los tejidos animales, especialmente en el cartílago o «ternilla» alrededor de las articulaciones. Cuando cocinas o asas un pollo entero en el horno y colocas las sobras con la pringue en el frigorífico, la pringue se convierte en una sustancia gelatinosa, llena de tejido conectivo solidificado. En esencia es gelatina con sabor a carne. Es básicamente lo mismo que la gelatina Knox que compras en la tienda, pero sin el azúcar y los condimentos. De hecho, la gelatina sin sabor se suele vender como suplemento alimenticio para mantener la salud de las articulaciones. Algunos médicos recomiendan tomar dos cucharaditas y media, o el doble de esta cantidad, al día para este propósito. Para comer la gelatina no es necesario que recurras a «Jell-O». Podrías hacerlo, pero eso implica añadir azúcar o algún otro endulzante. Lo único que tienes que hacer es sencillamente añadir la gelatina a otros alimentos, como bebidas, sopas, guisos, salsas, huevos, pan y otros productos caseros de repostería, etc. Una manera fácil de tomarla es mezclándola en un poco de zumo, agua, leche o caldo.

Aunque muchos han experimentado una mejoría considerable solo con el uso de glucosamina/condroitina o gelatina, ten presente que la gelatina en sí no es una cura. En tanto en cuanto no tratemos la causa principal de la artritis (la infección), los suplementos alimenticios solo brindarán un alivio temporal. Sin resolver el problema de fondo, no hay garantía de que la enfermedad no se repita. Si quieres curarte del todo, debes eliminar la infección subyacente. Sin embargo, después de eliminar la infección los suplementos pueden ayudar enormemente al cuerpo a reconstruir las articulaciones dañadas.

Capítulo 9

LA MAGIA DEL MOVIMIENTO

ELIMINA LA ARTRITIS DE TU VIDA

Quienes sufren artritis son, en general, más sedentarios que quienes no tienen la enfermedad. Parte de la razón pueden ser las molestias en las articulaciones, que los disuade de realizar una actividad física, pero una persona inactiva tiene más probabilidades de desarrollar artritis.[1]

El movimiento es como añadir una loción suavizante a las articulaciones. Al contrario de lo que se suele pensar, el movimiento y el ejercicio son beneficiosos para las articulaciones artríticas. Una vez se creyó que la artritis, en particular la osteoartritis, era consecuencia de su uso excesivo, del exceso de tensión o de ejercitar demasiado las articulaciones. Esta idea errónea sigue estando ampliamente respaldada hoy en día.

Busca cualquier definición o descripción de la osteoartritis y verás que al describir sus causas se hace referencia a la edad, el deterioro, el desgaste y la tensión física excesiva. Aunque una lesión previa de las articulaciones puede predisponer a la osteoartritis, ni el uso excesivo ni la edad la ocasionan. «Deterioro y desgaste» no es más que otra manera de decir «ejercicio», y el ejercicio no provoca osteoartritis.

Un ejercicio razonable, llevado a cabo dentro de los límites de la comodidad, con movimientos normales de las articulaciones, incluso durante muchos años, no tiene por qué llevar a esta enfermedad. Últimamente muchos estudios han demostrado que no existe una relación significativa entre la actividad física moderada o intensa y la osteoartritis de la población general.[2] De hecho, se ha descubierto que es justo lo contrario. La actividad física ayuda a proteger contra la artritis. Incluso si esta está presente, el ejercicio fortalece las articulaciones artríticas, mejora la amplitud de movimiento y alivia el dolor y la inflamación.[3] Entre los adultos mayores con osteoartritis de rodilla, participar en una actividad física moderada al menos tres veces a la semana puede reducir el riesgo de incapacidad relacionada con la artritis en un 47%.[4]

El ejercicio ofrece muchos beneficios, entre ellos el aumento de la longevidad, la disminución del riesgo de enfermedades cardiovasculares, un mayor bienestar psicológico, el control y la gestión del peso, y una mejora de la forma física. Además es una terapia para las rodillas. Fortalece los músculos delanteros y traseros (cuádriceps y tendones, respectivamente) de los muslos y puede ayudar a prevenir los problemas de las rodillas, especialmente en las mujeres, que tienen de cinco a siete veces más probabilidades de sufrir un desgarro del ligamento cruzado anterior, uno de los problemas más graves de rodillas.

El consenso entre la mayoría de los médicos es que el ejercicio es necesario para los pacientes con *todo* tipo de artritis.[5] El ejercicio es esencial para la salud de la articulación. Los huesos, cartílagos, tendones y otros tejidos de las articulaciones reaccionan a la actividad física y a los ejercicios de carga de peso volviéndose más fuertes y sanos. El cuerpo absorbe más calcio, lo deposita en los huesos y crea estructuras de apoyo más gruesas y robustas. El ejercicio desarrolla los músculos y aumenta el tono muscular. Esto crea un apoyo a lo largo de los tendones y ayuda a estabilizarlos. Tanto los tendones como los ligamentos ganan fuerza al usarlos.

El descanso hace justo lo contrario que el ejercicio. Causa atrofia. Incrementa la pérdida de calcio del hueso, permite que los músculos y los tendones se debiliten, no hace circular los nutrientes ni elimina los deshechos del cartílago y acelera la degeneración de la articulación. Además tiene la desventaja psicológica de fomentar la dependencia. La inactividad incrementa el riesgo de desarrollar artritis. Incluso unas pocas semanas llevando escayola puede provocar la degeneración del cartílago.

El cartílago del interior de la articulación no tiene un suministro de sangre. Recibe el oxígeno y los nutrientes y elimina los productos de desecho por la acción de la compresión y la expansión resultante de la actividad física. El líquido entra y sale del área de la articulación por medio del movimiento. La salud de tu cartílago depende del *movimiento* porque sin movimiento la nutrición no llega al cartílago.

Esta es una de las razones principales por las que las infecciones atacan con tanta frecuencia a las articulaciones. En estas no hay suministro de sangre, por eso la circulación es limitada. La inactividad incita a las bacterias o virus a acumularse en las articulaciones, con poca interferencia del sistema inmunitario o de antibióticos que circulen por la corriente sanguínea.

Las articulaciones podrían de alguna manera compararse a una esponja grande: en una cacerola con agua, si no la tocamos, el agua dentro de la esponja permanece donde está y la que la rodea queda fuera de ella. Solo cuando estrujamos la esponja para forzar la salida del agua y luego soltamos para que absorba agua nueva en su interior se produce algún intercambio entre el líquido dentro de la esponja y el líquido que la rodea. El ejercicio es el proceso de estrujar la esponja. Cuanto más ejercicio haces, más fluyen los líquidos dentro y fuera de la esponja. Las bacterias pueden resguardarse en el interior de la esponja y sentirse bien en su hogar pase lo que pase a su alrededor. Aunque añadamos jabones o detergentes desinfectantes a la cacerola con agua, si no estrujamos la esponja, el detergente no podrá penetrar eficazmente en ella para matar las bacterias. El ejercicio es fundamental para facilitar el intercambio de líquidos. Lo mismo sucede con nuestras articulaciones, el ejercicio es fundamental para que circulen el oxígeno, los nutrientes, los anticuerpos y los antibióticos, así como para eliminar los desechos metabólicos, las toxinas y las bacterias.

Si tu cuerpo está expuesto a un flujo de microorganismos circulando por la corriente sanguínea, uno de los puntos en los que es más probable que se acumulen son las articulaciones. Si se les deja crear un hogar protegido del duro entorno de la corriente sanguínea, proliferarán. Ellos y las toxinas que producen carcomen el tejido de las articulaciones, causando inflamación crónica, dolor y degeneración. Hacer el ejercicio adecuado es esencial para hacer salir la infección de las articulaciones.

Tipos de ejercicio

¿Qué tipo de ejercicio deberías hacer? La mayoría de las formas de ejercicio que te permiten mover las articulaciones son beneficiosas en tanto en cuanto no causen dolor ni daños. Usar el deporte como modo principal de ejercicio no está recomendado porque suele ser muy intenso y con tendencia a causar lesiones. Evita los ejercicios de alta tensión que ejercen una fuerza excesiva en las articulaciones, como el levantamiento de peso o correr. El tipo de ejercicio aeróbico de bajo impacto es el mejor. Los ejercicios de resistencia que utilizan el peso del cuerpo son útiles para fortalecer los tejidos de las articulaciones en los tobillos, rodillas y caderas.

Si un movimiento es doloroso, no lo hagas. Durante el ejercicio, siempre que sea posible, mueve las articulaciones afectadas en toda su amplitud de movimiento, pero solo dentro de los límites de la comodidad. Cuando haces ejercicio habitualmente, la amplitud de movimiento debería incrementarse con el tiempo.

Caminar es un ejercicio de resistencia excelente, de bajo impacto, que puedes ajustar a tu capacidad física y a tus limitaciones individuales. Nadar es un excelente modo de mover todo el cuerpo, aunque carece del beneficio del ejercicio de resistencia.

Una de las mejores actividades que puedes hacer para la artritis es el ejercicio del *rebote*. El ejercicio del rebote, o *rebounding*, como se le suele llamar, es sencillamente saltar arriba y abajo sobre una *superficie elástica*. Saltar sobre un trampolín, o un minitrampolín o *rebounder* es un ejercicio de rebote. Sin embargo, saltar a la cuerda *no* es un ejercicio de rebote, porque se realiza sobre una superficie dura, lo cual somete a una gran tensión a las articulaciones. Para quienes tienen artritis, recomiendo encarecidamente usar un pequeño *rebounder* de 90 cm de diámetro. Son herramientas de ejercicio prácticas y para todas las temporadas. Ocupan poco espacio y caben en cualquier habitación de forma que puedes hacer ejercicio en un entorno de temperatura controlada, independientemente del tiempo exterior.

A diferencia del *jogging* (correr) o de saltar a la cuerda, el *rebounding* es muy suave para las articulaciones. Los muelles del *rebounder* absorben casi el 90% del impacto cuando caes sobre su superficie, por eso no experimentas la sacudida entumecedora que reciben tus pies al golpear el suelo con cada pisada. El ejercicio del rebote no es más traumático que caminar. Sin embargo, debido a las fuerzas en sentido ascendente y descendente aplicadas en las piernas cuando saltas, estimula el hueso y la construcción de tejido a un nivel muy superior a caminar. Además proporciona los mismos beneficios de fortalecimiento que el *jogging*, sin el trauma de golpear sobre una superficie dura. Los científicos de la NASA que han estudiado el ejercicio del rebote afirman que es hasta un 68% más eficaz como forma de ejercicio que el *jogging*. De manera que no solo es más suave para las articulaciones que el *jogging*; además es más eficaz.

El ejercicio del rebote proporciona todos los beneficios del ejercicio de resistencia sin el trauma y el peligro de lesión. Uno de los mayores beneficios del ejercicio de resistencia es el efecto que tiene sobre los huesos. Cuando el sistema esquelético está bajo presión, responde como lo hacen tus músculos, fortaleciéndose. El hueso, como cualquier otro tejido vivo, está constantemente deteriorándose y reconstruyéndose. Hasta la edad adulta la construcción de hueso es más rápida que el deterioro. Alrededor de los treinta años, el deterioro supera a la reconstrucción, y los huesos se vuelven gradualmente menos densos. Si el deterioro se produce muy rápidamente, podemos desarrollar osteoporosis. El ejercicio de resistencia puede frenar e incluso revertir este proceso. El rebote es un ejercicio excelente para construir huesos fuertes, incluso después de los treinta años, como nos cuenta Nina:

Antes de empezar con el *rebounder* estaba perdiendo masa ósea. El otro día me devolvieron los resultados de la prueba de densidad ósea. El año pasado gané un 4,8% de densidad en la parte inferior de la columna y un 3% en las caderas».

Otro beneficio del ejercicio de rebote es que los líquidos de las articulaciones se intercambian enérgicamente. Moverse arriba y abajo sobre el *rebounder* hace que la fuerza de la gravedad actúe sobre el cuerpo de tal manera que el cuerpo entero es exprimido como una esponja con cada salto. Estas fuerzas las sientes cuando estás en un ascensor. Cuando vas hacia arriba, sientes como si un peso te estuviese aplastando. Cuando vas hacia abajo, sientes como si estuvieran tirando de ti hacia arriba. Estas mismas fuerzas actúan sobre tus articulaciones durante el rebote. Aunque la mayor parte del efecto parece recaer sobre los pies y las piernas, tu cuerpo entero siente la fuerza de la gravedad actuando sobre él.

Cuando saltas, los líquidos de *todas* las articulaciones de tu cuerpo son exprimidos y *todas* las articulaciones ejercitados. Con cada bote se fuerza a las toxinas a salir de ellas y en su lugar entran líquidos oxigenados con alto valor nutritivo, que las someten a una depuración refrescante.

El rebote es la única forma de ejercicio que afecta a todas las articulaciones del cuerpo al mismo tiempo. Con cada bote se ejercitan todas ellas (las de los dedos, los tobillos, la espalda, el cuello y los hombros). Puedes llegar a alcanzar unos cien rebotes en un minuto. Si botas durante solo cinco minutos, has ejercitado cada articulación de tu cuerpo un total de quinientas veces. ¡En quince minutos habrás hecho mil quinientas repeticiones! Eso es un estupendo movimiento e intercambio de líquidos.

El rebote es un ejercicio que prácticamente *cualquiera* puede hacer sea cual sea su estado físico. Incluso quienes tienen limitaciones físicas graves pueden practicarlo. La razón es que cada individuo establece su propio ritmo y nivel de intensidad. Si estás entrenando para una competición atlética, puedes intensificar tus ejercicios para obtener el máximo efecto. Si, por otra parte, tienes un problema que te limita, puedes reducirlo a tu nivel de comodidad. ¡Incluso si estás confinado a una silla de ruedas *puedes* botar! De hecho, muchos enfermos de artritis que han estado confinados a sillas de ruedas o andadores han usado el rebote para regenerar sus rodillas y tobillos.

Quizá te preguntes cómo puede alguien en silla de ruedas saltar en un minitrampolín. Existen varias formas. Si puede ponerse de pie, también podrá permanecer de pie en el *rebounder*. Se pueden comprar barras estabilizadoras que se añaden al *rebounder* para agarrarlas y mantener el equilibrio. No tienes que saltar en el aire, basta con doblar las rodillas y fluir con el suave movimiento oscilante de la cama elástica para aumentar la circulación en las rodillas y en el resto de las articulaciones. Con el tiempo las articulaciones se soltarán y se volverán más fuertes

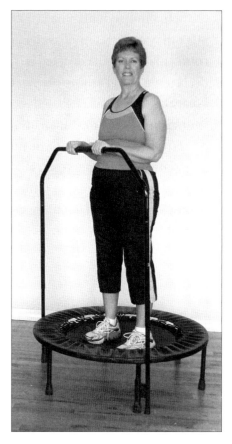

Rebounder con barra estabilizadora para ayudar a mantener el equilibrio.

y más movibles. La altura del salto puede aumentarse cuando la persona se sienta capaz. Otro método es sencillamente sentarse en el *rebounder*, con la parte posterior sobre la estera, las rodillas sobre el borde y los pies en el suelo; usando los brazos puedes mover el torso hacia delante y hacia atrás y ejercitar las rodillas y los tobillos.

Una mujer tenía una artritis reumatoide tan grave que no podía doblar las rodillas rígidas más de unos 5 cm, y estaba confinada a una silla de ruedas. Le aconsejaron que practicara el ejercicio del rebote diariamente. La forma en que lo hacía era colocar la silla de ruedas contra el borde del *rebounder*, levantar los pies y descansarlos sobre la parte superior de la estera. Otra persona estaba de pie en el lado opuesto de la estera y botaba suavemente. El salto era lo bastante ligero como para no causarle ninguna molestia. Con el tiempo, conforme mejoró la circulación en sus rodillas, las articulaciones

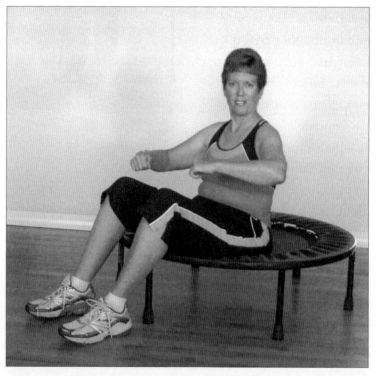

Si las rodillas artríticas te impiden saltar en el rebounder, puedes sentarte sobre la estera y saltar moviendo los brazos como un ave batiendo las alas.

empezaron a soltarse y aumentó la altura del salto. Cuando mejoró la movilidad de sus piernas, fue capaz de enderezarlas y ponerse de pie. Iba a la clínica con un andador, se subía por sí misma al *rebounder* y, usando una barra estabilizadora, saltaba sola. Tras varios meses progresó hasta el punto en que era capaz de ir andando a la clínica sin ninguna ayuda, subirse al *rebounder* y ponerse a saltar. Hubo un momento en que su destino era estar confinada a una silla de ruedas durante el resto de su vida, sin que la medicina convencional le diera ninguna esperanza de recuperación. Ahora, gracias al ejercicio del rebote, es capaz de a caminar y ha recuperado la libertad.[6]

Miles de personas han descubierto los beneficios curativos del ejercicio del rebote sencillamente haciéndolo. Dorothy tenía artritis en la rodilla derecha y en ambos tobillos, bursitis en el hombro derecho y en ambas caderas, sufría constantes dolores de espalda y estaba siempre fatigada. Además tenía la presión sanguínea alta, dolores de cabeza frecuentes y falta de equilibrio. Nos cuenta:

Todo esto fue así durante años. Siempre constantemente bajo el cuidado de un médico. Me dijo que lo único que me pasaba es que estaba envejeciendo y tenía que esperar este tipo de cosas».

Un día Walt, el marido de Dorothy, trajo a casa un *rebounder*:

Estaba entusiasmado, pero yo era escéptica. Durante tres días le vi saltar treinta segundos seguidos cada vez. Cada día parecía más radiante y tenía más energía. Se volvió alegre y risueño y, literalmente, empezó a silbar mientras trabajaba, algo que no había oído durante mucho tiempo.

Animada por el progreso de su marido, decidió seguir su ejemplo:

Cuando intenté usar el *rebounder*, era incapaz de mantener el equilibrio. Walt me tomó de las manos para estabilizarme por la mañana y por la tarde durante tres días. Y, ¡empecé a sentirme mejor también! ¡En dos semanas mi presión sanguínea había bajado treinta puntos! Tenía más energía y perdí tres kilos y medio. Empecé a cantar mientras trabajaba, ¡literalmente a cantar! Mi vida cobró un significado totalmente nuevo. Había estado sufriendo y cansada durante tanto tiempo que se me había olvidado lo que era sentirse bien, no, ¡sentirse estupendamente! Después de solo dos meses y medio, desaparecieron los dolores de espalda y de cabeza. No tenía más dolores de artritis ni de bursitis. Los calambres de la pierna y el pie que me despertaban todas las noches se desvanecieron. ¡Pasé de una talla veinticuatro (talla 54 EU) a una talla dieciocho! (talla 48 EU).[7]

El rebote es más que un modo de ejercicio, es una terapia de curación que puede afectar no solo la salud de las articulaciones, sino al cuerpo entero.

El mejor momento para empezar es ahora

Al contrario de lo que parecen pensar algunos, ¡la buena forma física no es un deporte para ver en televisión! Tienes que participar en él. No esperes más. Comienza a hacer ejercicio ahora. Si no tienes un *rebounder*, empieza por caminar, monta en bicicleta, apúntate a un gimnasio, vuélvete activo.

Si eres como casi todo el mundo, no practicas ejercicio y probablemente no estés motivado para hacerlo. Quizá intentaste seguir un programa de ejercicio, pero por una u otra razón, lo dejaste. Es fácil distraerse o desanimarse y, simplemente, perder el interés.

La mayoría entendemos que es necesario hacer ejercicio y queremos obtener sus beneficios, pero no estamos lo suficientemente motivados para seguir adelante o nos desanimamos con facilidad. Para que tu programa de ejercicio tenga éxito, debes convertirlo en un hábito. Incluso si siempre lo has evitado, una vez que te decidas a hacerlo y lo conviertas en un hábito, las barreras psicológicas se desvanecerán y llegarás realmente a disfrutarlo. Las siguientes directrices te ayudarán a crear y mantener con éxito un programa de ejercicio.

Comprométete

El primer paso es comprometerte contigo mismo. Fijar una meta para hacer ejercicio con regularidad. Deberías hacer ejercicio un mínimo de tres veces a la semana. De cinco a seis días a la semana sería mejor.

Haz algo que disfrutes

Elige una actividad que disfrutes haciendo. Cuanto más disfrutes tu ejercicio, más probable es que lo conviertas en un hábito.

Al menos veinte minutos

Haz ejercicio como mínimo veinte minutos en cada sesión. Treinta minutos o más es incluso mejor. Cuanto más tiempo lo realices, más beneficios recibirás.

Dedica un tiempo a hacer ejercicio

Tienes que establecer un tiempo específico para hacer ejercicio y ceñirte estrictamente a ese horario. ¡Esto es muy importante! Si no te fijas un tiempo, dejarás de hacerlo. Siempre hay otras cosas que se te cruzarán y, antes de que te des cuenta, no tendrás tiempo para hacer ejercicio. La planificación es un paso muy importante para desarrollar un programa satisfactorio de ejercicio. Cuando estableces un horario regular, ajustas el resto de las actividades a tu plan de ejercicios, de manera que no hay nada más que interfiera. Establecer un horario te prepara también psicológicamente para el ejercicio. Antes de que el hábito se forme puedes decirte a ti mismo después de un día duro de trabajo: «Estoy muy cansado; tengo que hacer la cena, tengo que hacer esto o lo otro». Pero si tienes un horario establecido, eso te empujará a hacer ejercicio independientemente de las excusas.

Ten un lugar para hacer ejercicio

Elige un lugar para hacer ejercicio —una habitación de la casa, el garaje, un gimnasio o incluso al aire libre—, y hazlo siempre allí. Tu mente asociará este lugar con el ejercicio, mentalmente te sentirás más preparado y tu deseo de hacer ejercicio aumentará. Una de las razones por las que algunos prefieren el gimnasio es porque el ambiente les ayuda a motivarse.

Fíjate metas

Fíjate metas y concéntrate en alcanzarlas. Deberías tener al menos dos metas, u objetivos, una a largo plazo y la otra a corto plazo. El objetivo a largo plazo sería mejorar la salud de las articulaciones y la salud general. Este es tu propósito principal al comenzar un programa de ejercicio. Los objetivos a corto plazo se basan en el rendimiento, por ejemplo el tiempo y la distancia. Los objetivos a corto plazo hacen que disfrutes más de los ejercicios y te proporcionan una sensación de logros y progreso. Establece metas realistas, que no sean muy fáciles pero que se puedan lograr en cuestión de semanas. Una vez que hayas alcanzado una meta, fíjate un nuevo objetivo y lucha por él. Continúa fijando nuevas metas a medida que vas obteniendo otras. Establecer objetivos le dará más propósito a tu ejercicio y te permitirá ver las mejoras que vas logrando.

Sé más activo en tu vida diaria. No limites tu actividad física a un programa de ejercicio habitual. Aprovecha la oportunidad de hacer ejercicio cada vez que se te presente. Juega a los bolos, apúntate a clases de tenis, haz excursiones o participa en otras actividades. Como el ejercicio mejorará tu forma física, sácale partido. En lugar de conducir hasta la casa de un amigo, camina o ve en bicicleta. Cuando vayas a trabajar, aparca el coche en el extremo más alejado del aparcamiento y haz a pie el resto del camino. En lugar de tomar el ascensor, usa las escaleras. Da paseos espontáneos por los alrededores. Ve al parque y llévate el almuerzo para comerlo allí. Evita estar sentado durante periodos prolongados. Levántate y muévete, mueve las articulaciones y haz circular la sangre. Cuando descansas, te oxidas. El movimiento es vida.

Capítulo 10

Aligera tu carga

Reduce la presión sobre tus rodillas

Una de las cosas que puedes hacer ahora mismo para ayudarte a aliviar el dolor de la artritis es perder algo de exceso de peso. Tener sobrepeso está reconocido como factor de riesgo para la artritis, especialmente la osteoartritis.[1]

La conexión entre el peso corporal y la artritis fue observada por primera vez en los años sesenta del pasado siglo. En un estudio llevado a cabo en el hospital Cook County de Chicago, los médicos descubrieron que la obesidad era habitual en los pacientes de osteoartritis, y que un gran porcentaje de ellos había engordado justo antes de que comenzara la enfermedad. El 50% de los enfermos de osteoartritis ha tenido sobrepeso de tres a diez años antes de la aparición de la enfermedad.[2]

Solo el 16% de los adultos con un peso normal ha recibido el diagnóstico médico de artritis, comparado con el 21.7% de quienes tienen sobrepeso y el 30.6% de los adultos obesos. No es ninguna sorpresa. Como el exceso del peso corporal exige un enorme esfuerzo a las articulaciones, el dolor y el daño causados por la osteoartritis se intensifica. La obesidad puede dañar las articulaciones al forzarlas a soportar un peso excesivo.

Las rodillas y las caderas, que son las articulaciones del cuerpo que cargan más peso, soportan entre dos veces y media y diez veces el peso de una persona, dependiendo de la articulación. Esto significa que si pesas noventa kilos, algunas de tus articulaciones deben de estar aguantando casi una tonelada de peso, novecientos kilos de presión cuando caminas, corres o las usas de cualquier otra forma. Cada kilo que pesas ejerce una media de cinco kilos de presión añadida sobre tus caderas, rodillas y tobillos cuando te mueves. Así que tener un exceso de peso de cuatro kilos y medio es como tener veintitrés kilos de presión sobre tus articulaciones. Está claro que cuando tu peso se incrementa, la carga sobre las rodillas puede volverse increíblemente difícil de soportar. La investigación ha demostrado que cargar incluso un poco de peso extra triplica las probabilidades de desarrollar artritis. También ha demostrado que para una mujer de altura media, perder tan solo unos cinco kilos puede disminuir en un cincuenta por ciento el riesgo de osteoartritis de rodilla.

Perder el exceso de peso puede ayudarte aunque ya padezcas osteoartritis. Cuando los pacientes con artritis pierden el exceso de peso, los síntomas pueden mejorar significativamente.[3] En un estudio, los investigadores descubrieron que en los pacientes con osteoartritis de rodilla, una reducción de peso de cuatro kilos y medio mejoraba su función en un 28%.[4] Cada nueve kilos que pierde una persona reduce la presión de la rodilla, las caderas y los tobillos en veintidós kilos con seiscientos gramos. Es natural que la pérdida de peso mejore la salud de la articulación.

Además del exceso de presión sobre las articulaciones, quienes tienen sobrepeso también tienden a ser menos activos físicamente. Así, sus articulaciones no obtienen el movimiento necesario para mantener sano el tejido articular. Una menor actividad incrementa el riesgo de que se instale una infección en el tejido de las articulaciones. Tener sobrepeso sugiere que se tienen hábitos alimenticios deficientes. Los alimentos que contribuyen más al aumento de peso (el azúcar y los hidratos de carbono refinados) son también aquellos que estimulan el crecimiento de las bacterias enemigas en la boca y en el aparato digestivo y deprimen el sistema inmunitario. No es de extrañar que el sobrepeso sea un importante factor de riesgo para la artritis.

La dieta baja en grasas no sirve

A gran parte de los individuos obesos no le gusta el exceso de peso y preferiría estar más delgada. Perder el exceso de peso no siempre es fácil. Existe una gran diferencia entre querer perder peso y perderlo de verdad.

Mucha gente lucha continuamente por adelgazar con dietas bajas en grasa y en calorías de un tipo u otro. Lamentablemente, la mayoría no lo consigue. Pueden perder algunos kilos durante un tiempo, pero tan pronto como dejan la dieta, el peso vuelve a resurgir con entusiasmo, con frecuencia trayendo unos cuantos kilos extra por si acaso. Al final quien se pone a dieta termina pesando tanto o más que antes. Puede volver a intentarlo más tarde. Al principio pierde algo de peso, pero tan pronto como deja de seguir la dieta el ciclo se repite. Alrededor del 90% de quienes se ponen a dieta para perder peso terminan recuperando todo lo perdido.

Estas dietas fracasan. La razón por la que lo hacen es que están diseñadas inherentemente para fallar. La mayoría de las dietas para perder peso tienen como objetivo restringir la ingesta de grasa y de calorías. Se restringe la grasa porque contiene el doble de calorías por gramo que la proteína o el hidrato de carbono. El razonamiento es que si eliminas la grasa, puedes comer el doble de los demás alimentos (proteínas o hidratos de carbono) para llegar a la misma cantidad de calorías. Por tanto, sería más fácil reducir el total de ingesta de calorías si eliminas la mayor parte de la grasa.

En teoría suena bien; sin embargo, no funciona. Hay un gran fallo en el concepto de la dieta baja en grasas. La grasa tiene una capacidad notable para satisfacer el hambre. Enlentece el proceso digestivo, propiciando que la sensación de satisfacción aparezca antes y se mantenga durante más tiempo entre comidas. Por otra parte, los hidratos de carbono (azúcar, pan, cereales, alimentos ricos en almidón) se digieren muy rápidamente y por eso hace falta consumir una mayor cantidad de estos alimentos para sentirse lleno y el hambre vuelve antes después de comer. Además, los alimentos ricos en hidratos de carbono afectan a los niveles de azúcar en la sangre y estimulan el hambre. Lo que sucede es que terminas comiendo muchas más calorías con los hidratos de carbono de las que comerías con las grasas, a pesar de que un gramo de grasa tenga más calorías que un gramo de hidratos de carbono.

Sin embargo, si restringes el consumo de hidratos de carbono, en lugar del de las grasas, comerás hasta que estés satisfecho y terminaras consumiendo menos calorías. Una dieta baja en hidratos de carbono y moderada en grasa es mucho más llevadera y enormemente más satisfactoria con menos calorías. Perder peso es más fácil.

Aceite de coco para perder peso

Puedes dar un paso más en el concepto de dieta baja en hidratos de carbono, si usas el aceite de coco como fuente principal de grasa de tu alimentación. Si reemplazas todos los demás aceites vegetales de la dieta con aceite de coco, aumentarás enormemente tus posibilidades de éxito en la reducción de peso. El aceite de coco tiene características especiales que ayudan a la pérdida de peso en una dieta baja en calorías. Una de las características que separa al aceite de coco de otras grasas y aceites es que se metaboliza de forma distinta en el cuerpo. Al contrario de lo que sucede con otras grasas, el organismo consume el aceite de coco principalmente para producir energía, en lugar de almacenarlo como grasa corporal. Lo que esto significa es que cuando tomas aceite de coco, se almacena muy poco en forma de grasa en el cuerpo; en lugar de eso se procesa más como un hidrato de carbono y se usa para producir energía. El aceite de coco es una fuente de energía tan eficiente que cuando tu cuerpo la quema estimula inmediatamente el metabolismo. En realidad tu metabolismo se acelera. La investigación ha demostrado que tras una sola comida que contenga aceite de coco,

la potencia del metabolismo se eleva y se mantiene elevada
¡durante veinticuatro horas! Por eso durante este tiempo tienes un nivel de energía más alto y tu cuerpo quema calorías
a un ritmo acelerado. Por tanto, se queman más calorías y
quedan menos que puedan transformarse en grasa.

Al emplear las propiedades del aceite de coco saciantes
de apetito y estimuladoras del metabolismo puedes perder
peso mucho más fácilmente que con una dieta baja en grasas. Los investigadores de la Universidad McGill de Canadá
han estimado que si reemplazas todos los aceites de tu dieta
por una grasa compuesta por ácidos grasos de cadena media,
como el aceite de coco, ¡podrías perder hasta dieciséis kilos
al año![5] Esto es sin seguir una dieta, sin hacer ejercicio, sin
modificar en modo alguno la manera en que comes, sino sencillamente cambiando el tipo de aceite que utilizas.

¿Funciona esta dieta? ¡Y tanto! Rose Fenton dice:

> Después de tomar una pequeña cantidad de aceite virgen
> de coco cada día durante los últimos tres o cuatro meses,
> estoy encantada de decir que he perdido catorce kilos de
> peso. Me cuesta creerlo, pero he pasado de la talla dieciocho
> (talla 48 EU) a la doce (talla 42 EU), la que tenía antes, ¡y
> esto me hace sentir muchísimo mejor! ¡Ni que decir tiene
> que estoy absolutamente enganchada al aceite de coco! Lo
> uso también con las patatas al horno y un poco de sal marina
> y es absolutamente delicioso, y lo incorporo de varias otras
> formas a mi dieta.

Madeleine nos relata lo siguiente:

Llevo dos meses tomando aceite de coco. ¿Por qué? Porque estaba desesperada con mi peso. ¡Lo intenté *todo!* Todos los quemadores de grasa que existen, ¡puedes nombrarme el que quieras y seguro que lo he probado! Algunos tenían efectos secundarios muy fuertes. También hago ejercicio tres veces por semana. Nada de esto me ayudaba. Por eso decidí ver a un nutricionista y me dijo que tomara aceite de coco. Tomo cinco cucharaditas al día con cinco pequeñas comidas. Y he de decir que estoy bastante impresionada con los resultados. ¡He perdido prácticamente siete kilos! ¡Por fin algo que de verdad funciona! ¡No quiero ni pensar en todo el dinero que he gastado en quemadores de grasa! ¡Podría haber comprado aceite de coco para el resto de mi vida!

Sharon Maas, tras conocer los beneficios del aceite de coco, reemplazó por él todos los aceites que había estado usando hasta entonces. Los resultados fueron extraordinarios:

No tenía muchas esperanzas cuando empecé a usar aceite de coco hace un año. Tenía sobrepeso, y me había resignado; sencillamente las dietas no me hacían efecto. Perdí nueve kilos en cuestión de semanas, y lo más importante, mi peso ha permanecido en este nivel durante todo el año. Incluso en momentos en que he descuidado un poco la alimentación, como en las vacaciones y en Navidad. No he vuelto a engordar. Llevo conmigo el aceite de coco a dondequiera que vaya, ¡no puedo vivir sin mi dosis diaria!

Julie dice:

Empecé a tomar una cucharada de aceite de coco antes de cada comida en una dieta de mil doscientas calorías. He perdido más de trece kilos en los últimos cuatro meses.

Suzzi nos relata su experiencia:

Actualmente estoy tomando una cucharada colmada al día. He perdido treinta y cuatro kilos durante el transcurso de un año y he estado usando el aceite virgen de coco y siguiendo principalmente la dieta Atkins con gran cantidad de verduras.

Danielle Johnson estaba en lista de espera para una operación de *bypass* gástrico cuando oyó hablar del aceite de coco:

Al principio era escéptica, pero me abrí a esa posibilidad porque había intentado muchísimos tratamientos para la obesidad. Pensé que valía la pena probarlo. He pasado de las lágrimas y de estar desesperada con mi peso a ser una joven sana y llena de energía de treinta y cuatro años. Siento como si hubiera vuelto una vez más a tener veintipocos años. ¡Llevo usando aceite orgánico de coco una semana y he perdido casi seis kilos! Es absolutamente increíble. Pesaba ciento sesenta y tres kilos cuando empecé y los médicos me dijeron que con certeza corría el riesgo de padecer una enfermedad cardiovascular y muchísimas otras afecciones potencialmente mortales debido a mi sobrepeso.

Probé todo: Slim Fast, Nutrisystem, Weight Watchers, Atkins, South Beach, Relacore... Bastaba con que alguien me nombrara un producto adelgazante para que fuera enseguida a comprarlo. La verdad es que estaba desesperada tratando de encontrar la respuesta a este problema de peso de toda una vida. Buscando y leyendo, descubrí que la cura a base de coco, en combinación con alimentos picantes y orgánicos, yerba mate y vinagre orgánico de manzana, potenciaba al máximo mi metabolismo, ¡y así fue! Solo ha pasado una semana y estoy corriendo de un lado a otro como una loca haciendo las tareas de la casa, no puedo sentarme quieta ni un segundo. Mi metabolismo está acelerado y han desaparecido mis ansias de comer. No puedo agradecerte lo suficiente tu ayuda para que pudiera volver a tener fe en esto tan maravilloso que llamamos vida. Estoy divulgando por todas partes esta información. Los beneficios son tan tremendos que es difícil no contárselo a todo el que se preste a escucharme. Uso el aceite de coco como crema hidratante para la piel. No tengo manchas y he vuelto a tener unas mejillas sonrosadas. Incluso compro polvo de coco y lo esparzo por el baño. Me deja una sensación suave en la piel y la psoriasis ha desaparecido literalmente. Ya no siento las molestias y los dolores de la fibromialgia asociadas con mi peso. Tengo diabetes tipo 2 y mis niveles de glucosa en la sangre han descendido significativamente. Asimismo he notado que ese polvo blanco que a los diabéticos suele salirnos en los pies también ha desaparecido. No puedo decir lo suficiente sobre este remedio. No es un timo, como algunos creen. Tengo la seguridad de que el aceite de coco estará siempre en mi vida.

¿Y la operación de *bypass* gástrico que estaba esperando hacerse? Cuando se le preguntó esto, Danielle añadió: «Ya no me hace falta».

El uso del aceite de coco para perder peso no consiste solo en añadir aceite a la dieta. Algunos que siguen ya una dieta adecuada afirman que basta con añadirlo a las comidas para estimular el adelgazamiento. Para obtener los mejores resultados a la hora de perder el exceso de peso, deberías seguir un régimen bajo en hidratos de carbono en el que el aceite de coco fuera la única grasa, o la grasa principal, de la dieta. Toma de dos a tres cucharadas diariamente, divididas entre cada comida. El aceite de coco ayuda a satisfacer el apetito de manera que deberías controlar también el consumo total de calorías. Si sigues comiendo porciones del mismo tamaño que estabas acostumbrado a comer, no esperes perder peso por añadirles aceite de coco por encima. Añade el aceite y reduce la cantidad total de los otros alimentos que comes. El aceite te ayudará a mitigar el hambre, de manera que te sientas satisfecho y no te sientas hambriento entre comidas.

Zoe dice:

He perdido veinticinco kilos y sigo perdiendo peso. Nunca tengo hambre y me siento satisfecha.

Otro beneficio del aceite de coco es que ayuda a mitigar las ansias de comer alimentos dulces. El azúcar es el enemigo público número uno en lo referente a adelgazar (y también para las caries). Es adictivo, en gran medida lo mismo que una droga. De hecho, en investigaciones con animales cuando a las ratas se les daba libre acceso para consumir azúcar y podían elegir la sustancia que quisieran, adivina qué sucedía. Los animales preferían el azúcar antes que la cocaína.[6] Esto demuestra la naturaleza altamente adictiva del azúcar refinado y su enorme poder. Otra razón por la que la mayoría de las dietas bajas en grasa no funciona es el hecho de que permiten consumir mucho azúcar o sustitutos del azúcar, que producen las mismas reacciones psicológicas y dependencia. No importa que estos endulzantes artificiales no tengan muchas calorías, los alimentos con los que suelen consumirse normalmente tienen bastantes. Los endulzantes artificiales mantienen vivo y activo el fuego de las ansias de azúcar. Una persona no puede asumir el control de sus hábitos alimenticios si está controlada por sus ansias.

Adoptar una dieta de alimentos integrales es bueno para la salud y te ayuda a adelgazar. La dieta de alimentos integrales baja en hidratos de carbono descrita en el capítulo 7 es la manera más rápida y fácil de perder el exceso de peso. Al combinarla con el aceite de coco, se intensifica el adelgazamiento. La mayoría de quienes, para empezar, no siguen una alimentación adecuada necesitan un poco más de orientación. A ellos les recomiendo mi libro *Eat Fat, Look Thin* (Adelgaza comiendo grasa). Este libro explica exactamente cómo usar el aceite de coco para potenciar la energía, estimular el metabolismo, acabar con las ansias de comer y perder el exceso de peso. También describe los alimentos que son los mayores causantes de problemas y aquellos que te ayudan a perder peso.

CÓMO USAR EL ACEITE DE COCO

Para perder peso, recomiendo consumir entre dos y tres cucharadas de aceite de coco diariamente. Lo ideal es que el aceite se consuma un poco con cada comida, para satisfacer el apetito y prevenir el comer en exceso. La manera más sencilla de hacerlo es usar el aceite para preparar los alimentos. El aceite de coco es muy termoestable, por eso es excelente para emplearlo en la cocina. Utilízalo para hornear o para freír. En las recetas que requieren margarina, mantequilla, grasa vegetal o aceite vegetal, usa en su lugar aceite de coco, la misma cantidad o más para asegurarte de que obtienes la cantidad recomendada en tu dieta.

No todos los alimentos se preparan usando aceite, pero aun así puedes incorporar el aceite de coco a la dieta. Puedes agregarlo a todos los alimentos que normalmente no se preparan con aceite. Por ejemplo, añadiendo una cucharada a bebidas calientes (té, café, leche), cereales calientes, sopas, salsas guisos, o usándolo como aderezo en las verduras cocinadas. Una fuente maravillosa de recetas y de ideas para cocinar es el libro *Coconut Lover's Cookbook* (Recetario para amantes del coco). Se escribió específicamente para mostrar cómo se puede incorporar el aceite de coco en la dieta. Contiene cerca de cuatrocientas recetas que van desde los aderezos de ensaladas hasta bebidas, sopas, potajes, salsas y primeros platos.

Aunque recomiendo que consumas el aceite de coco con las comidas, no tienes que prepararlas con él ni añadirlo a los alimentos. Puedes tomarlo a cucharadas, como suplemento alimenticio. Muchos prefieren tomar su dosis diaria de aceite de coco de esta manera. Si usas uno de buena calidad, sabe bien. A mucha gente no le gusta la idea de llevarse a la boca una cucharada de aceite, de cualquier aceite. Puede que a algunos les cueste un tiempo acostumbrarse.

En las tiendas encontrarás principalmente dos tipos de aceite de coco. Uno es el llamado aceite *virgen* de coco, el otro es aceite de coco refinado, blanqueado y desodorizado (RBD). El primero está hecho de coco fresco con el mínimo de procesamiento. Básicamente el aceite viene directo del coco. Como apenas ha pasado por un procesamiento, conserva un delicado gusto y aroma a coco. Es delicioso.

El aceite de coco RBD está hecho de copra, la pulpa seca del coco, y ha pasado por un procesamiento mucho más extenso, durante el cual todo el sabor y el aroma han sido eliminados. Para aquellos a quienes no les gusta el sabor a coco en las comidas, esta es una buena opción. El aceite RBD se procesa empleando medios mecánicos y altas temperaturas. Generalmente no se usan sustancias químicas. Cuando vas a la tienda, puedes distinguir el aceite virgen de coco y el aceite RBD por la etiqueta. En las etiquetas de todos los aceites vírgenes de coco aparece que son «vírgenes». En los aceites RBD, no. Tampoco aparece «RBD». A veces se anuncian como «Expeller Pressed», que significa que el prensado inicial de la pulpa de coco para la extracción del aceite se hizo mecánicamente, sin el uso de calor. Sin embargo, normalmente el calor se emplea en alguna fase posterior del proceso de refinamiento.

Mucha gente prefiere el aceite virgen de coco porque ha pasado por un procesamiento más ligero y retiene más nutrientes y su sabor natural. Por eso es por lo que mantiene su sabor a coco. Como su elaboración requiere más cuidados, es más caro que el aceite RBD.

La mayor parte de las marcas de aceite RBD suelen carecer de sabor y de olor y difieren muy poco las unas de las otras. Sin embargo, la calidad de las distintas marcas de aceite de coco puede variar enormemente. Hay muchos métodos de procesamiento diferentes usados para producir aceite virgen de coco. Algunos son mejores que otros. Además, el esmero que se le dedica afecta también a la calidad. Algunas empresas producen un aceite de coco de excelente calidad que tiene un sabor tan bueno que puedes tomarlo fácilmente a cucharadas. Otras marcas tienen un sabor excesivamente fuerte y desagradable. No puedes distinguirlas solo con mirar el tarro. Tienes que probarlo. Si el aceite tiene un sabor y un olor suave a coco y te sabe bien, esa es la marca que deberías usar. Si el sabor es muy fuerte o el olor es ahumado, quizá sea mejor que pruebes otra marca.

El aceite de coco está disponible en todas las tiendas de alimentación natural y en muchas tiendas de comestibles, así como por Internet. Puedes elegir entre una gran variedad de marcas. Normalmente las más caras son las de mejor calidad, pero no siempre, y las baratas son casi siempre de calidad inferior. Sin embargo, todas las marcas tienen básicamente los mismos efectos culinarios y terapéuticos y son útiles.

Si compras aceite de coco en una tienda, puede tener la apariencia de grasa vegetal, al ser consistente y de un color blanco nieve. Cuando lo llevas a casa y lo colocas en una estantería de la cocina, al cabo de unos pocos días puede transformarse en un líquido incoloro. No te preocupes. Esto es normal. Una de las características distintivas del aceite de coco es su elevado punto de fusión. A partir de una temperatura de veinticuatro grados centígrados, el aceite es líquido como cualquier otro aceite vegetal. A temperaturas más bajas, se solidifica. Es como la mantequilla. Una barra de mantequilla, si se guarda en el frigorífico, es sólida, pero si la dejas en la superficie del mostrador en un día caluroso, se funde y forma un charco. El aceite de coco puede ser líquido o sólido dependiendo de la temperatura a la que se almacene. Puedes usarlo sólido o líquido.

El aceite de coco es muy estable, por eso no hay que refrigerarlo. Puedes guardarlo en la estantería de un armario. El periodo de conservación del producto es de uno a tres años en el caso de un aceite de buena calidad. Es de esperar que lo consumas mucho antes.

Capítulo 11

LOS ANTIINFLAMATORIOS

Para el tratamiento de la artritis se usan más de doscientos fármacos, entre ellos, los antiinflamatorios no esteroides, los corticosteroides, las sales de oro, y diversos medicamentos antirreumáticos. Ninguno de ellos es seguro; se sabe que todos ellos producen efectos secundarios que pueden variar de leves a graves.[1] Su uso prolongado incrementa el riesgo. Solamente los antiinflamatorios no esteroides causan la muerte de aproximadamente unas treinta mil personas al año. Además, estos fármacos están relacionados con problemas de circulación e insuficiencia cardiaca; Vioxx y Celebrex son los ejemplos más destacados de los peligros reales del uso de los fármacos. Estos dos usados para tratar la artritis han causado numerosas muertes por ataques al corazón e infartos.

Sin embargo, hay sustancias naturales que pueden reducir la inflamación, y el dolor, sin efectos secundarios negativos. Estas sustancias son alimentos o componentes alimenticios que se han venido utilizando sin riesgos durante milenios. Aunque estos alimentos no curan la artritis (como tampoco la curan los fármacos), pueden ayudar a aliviar temporalmente el dolor sin causar mayores daños.

ÁCIDOS GRASOS ESENCIALES OMEGA 3

Hay dos clases de ácidos grasos esenciales: omega 3 y omega 6. Los aceites omega 3 más conocidos son el de linaza y el de pescado. En la categoría omega 6 se encuentran la mayoría de los aceites vegetales que vemos en las tiendas: maíz, soja, cártamo, etc.

Los aceites omega 3 y omega 6 producen sustancias químicas parecidas a las hormonas llamadas prostaglandinas. Por ejemplo, las prostaglandinas de los omega 3 tienen un efecto antiinflamatorio, mientras que las de los omega 6 tienen efectos inflamatorios. Si padeces artritis, tomar una cantidad adecuada de omega 3 en tu alimentación puede ayudarte a calmar la inflamación y a aliviar el dolor. Por el contrario, consumir aceites omega 6 intensificará la inflamación y el dolor. Esta es una de las razones por las que no recomiendo consumir aceites vegetales procesados.

Los omega 3 y omega 6 se consideran *esenciales* porque nuestro cuerpo los necesita, no puede fabricarlos a partir de otros nutrientes. Por eso debemos obtenerlos a través de la alimentación. Necesitamos muy poca cantidad de ambos aceites, solo unos pocos gramos al día. Como tienen acciones contrarias y opuestas, hay que consumirlos de forma equilibrada. Durante el proceso de fabricar las prostaglandinas, ambos ácidos esenciales compiten entre sí por las reservas de enzimas del cuerpo. Una gran cantidad de uno impedirá la síntesis del otro. Así que consumir en exceso uno de estos aceites creará una deficiencia del otro.

Se habla mucho de no consumir las cantidades adecuadas de aceites omega 3; la razón es que hay muchas menos fuentes de esta grasa que de omega 6. Los ácidos grasos omega 6 están en todas partes. La mayoría de los alimentos los contienen (verduras, cereales, carnes, pescado, huevos, leche, frutos secos, semillas); de hecho, es difícil encontrar alimentos que no tengan omega 6. La fuente más rica en estos ácidos grasos son los aceites vegetales procesados. Pueden contener tanto como un 80% de omega 6. Al ver lo mucho que se usan hoy día los aceites vegetales en el procesamiento de los alimentos, te darás cuenta de que consumimos entre diez y veinte veces más omega 6 que omega 3. Esto ha causado una deficiencia general de omega 3 en nuestra sociedad.

Para corregir el problema no hace falta añadir un puñado de suplementos de ácidos grasos omega 3 a nuestra dieta para alcanzar el mismo objetivo basta con prescindir de aceites vegetales procesados. Eso resultaría enormemente beneficioso para equilibrar nuestra ingesta total de ácidos grasos esenciales.

Un problema que tenemos con los aceites omega 3 es que son muy delicados y se oxidan (se vuelven rancios) fácilmente. Una vez extraídos de su fuente, comienza la oxidación, que ocasiona la formación de radicales libres perjudiciales. Por tanto, los omega 3 deben consumirse tan frescos como sea posible. Muchos de estos aceites en suplementos alimenticios se vuelven rancios incluso antes de salir de la tienda, especialmente si no estaban refrigerados. Todos los suplementos de omega 3 deberían conservarse en frigoríficos para retardar la oxidación.

La mejor manera de obtener omega 3 no es con suplementos dietéticos sino directamente de los alimentos, tal y como hacían nuestros antepasados. La mejor fuente alimenticia es el pescado y los huevos puestos por gallinas de corral (gallinas que pueden moverse y comer libremente). La grasa de la ternera alimentada con hierba también nos proporciona omega 3. La hierba es una fuente rica en estos ácidos grasos, y cuando el ganado se alimenta con ella, sus propios tejidos se enriquecen con este aceite. Entre las fuentes vegetales de omega 3 se encuentran las algas, las verduras de hoja verde (remolacha verde, acelgas, espinacas, col china, etc.) y la linaza.

Si comparamos un gramo de fuente animal con otro de fuente vegetal, el primero es casi diez veces más potente y eficaz. El motivo es que el omega 3 de las fuentes animales se usa fácilmente en nuestros cuerpos para elaborar prostaglandinas, que es su función biológica principal. El omega 3 de las fuentes vegetales tiene que sintetizarse en una forma que se corresponda con la clase que encontramos en los animales. Este proceso cuenta con muchos pasos, y solo alrededor del 10% del omega 3 derivados de la planta original se transforma del todo en la forma animal utilizable.

Cúrcuma: el sabor de la India

¿Has comido un buen curry últimamente? Si es así, has incrementado tu protección contra la artritis así como contra la indigestión, el daño ocasionado por los radicales libres, la enfermedad cardiovascular y el cáncer. La cúrcuma es el secreto, la especia que le da al curry su color amarillo dorado brillante. La cúrcuma se obtiene del tallo subterráneo de la planta *Cúrcuma longa*. En la India se usa no solo como condimento sino para conservar los alimentos y también como tinte amarillo para los tejidos. Es un elemento importante de la medicina ayurvédica, en la que se usa para tratar varios problemas de salud, entre ellos artritis, heridas, afecciones de la piel, úlceras, colitis y otras enfermedades inflamatorias. El éxito de esta especie en la medicina tradicional ha alentado a los científicos a investigar su potencial terapéutico.

Gran parte de las propiedades medicinales de la cúrcuma vienen de la curcumina, el pigmento amarillo que le da a la especie su color característico. Una extensa investigación llevada a cabo durante las dos últimas décadas ha demostrado que la curcumina ejerce una potente acción antiinflamatoria.[2] Además, despliega actividades antioxidantes, antivirales, antibacterianas, fungicidas y anticancerígenas y por tanto tiene potencial contra las distintas enfermedades malignas.[3]

Debido a sus potentes efectos antiinflamatorios, los investigadores están recomendándola como tratamiento natural e inocuo para la artritis y otras enfermedades inflamatorias. Además de calmar la inflamación, la cúrcuma también estimula tu sistema inmunitario e incrementa tu capacidad de combatir la infección. Se ha demostrado que la curcumina activa las células sanguíneas blancas que nos protegen contra los invasores microscópicos y que mejora la reacción de los anticuerpos. Esto, combinado con los efectos antimicrobianos, estimula la actividad defensiva de nuestro sistema inmunitario para combatir la infección crónica. De manera que la cúrcuma beneficia por partida doble a los enfermos de artritis.

Investigaciones recientes han descubierto otro elemento de la cúrcuma que puede tener un efecto antiinflamatorio mayor que el de la curcumina. Es el llamado aceite de cúrcuma. Consumir cúrcuma proporciona curcumina y aceite de cúrcuma.

La mejor manera de conseguir los beneficios de la curcumina y del aceite de cúrcuma es cocinar con cúrcuma. Añádela a sopas, salsas, verduras al vapor o guisos, e incluso espolvoréala en las carnes, pescados y pollo. Si no te gusta usar esta especia en todas las comidas, puedes comprar también suplementos dietéticos de cúrcuma. Estos suplementos han demostrado «inhibir profundamente la inflamación y la destrucción periarticular de la articulación» en las articulaciones artríticas.[4] Los suplementos dietéticos de cúrcuma se venden en forma de cápsulas y pastillas. Para la artritis, el doctor en medicina Andrew Weil recomienda de 400 a 600 mg de extracto de cúrcuma tres veces al día con los alimentos. Por sus propiedades antiinflamatorias, antimicrobianas y estimulantes del sistema inmunitario, pueden ser una ayuda valiosa para superar la artritis. Se cree que, en las cantidades en las que se suele usar para los propósitos culinarios, también tiene efectos beneficiosos para tratar otros problemas de salud como alergias, asma, enfermedad cardiovascular, enfermedad de Alzheimer, diabetes y cáncer.[5] Debido a su venerable valía en la medicina ayurvédica, así como a sus muchos usos terapéuticos recién descubiertos, a la cúrcuma se la llama, apropiadamente, la «especia vital».

JENGIBRE: OTRO REGALO DE LA INDIA

El jengibre es otra especia popular de la cocina india. Al oler la fragancia de esta cocina es inevitable percibir el aroma del jengibre. Este viene del tallo subterráneo, o rizoma, de la planta *Zingiber officinale*. Por su apariencia, se le llama la «raíz cuerno» en sánscrito. Viene usándose medicinalmente desde tiempos ancestrales en las tradiciones herbales asiáticas, indias y arábicas. En Asia el jengibre se emplea desde hace más de dos mil años para tratar el malestar estomacal, náuseas, cólicos, diarrea y como ayuda para la digestión. La mayor parte de la investigación hasta la fecha se ha centrado en su capacidad de aliviar las náuseas y los vómitos causados por la cinetosis (mareo provocado por el movimiento), las náuseas matutinas durante el embarazo y otras afecciones.

Además de asentar el estómago y mejorar la función digestiva, el jengibre tiene también una acción antiinflamatoria y se usa para tratar la artritis, la colitis ulcerosa y otras enfermedades inflamatorias. Los estudios confirman su validez como ayuda para los artríticos. En uno realizado con 261 enfermos de osteoartritis de la rodilla, los pacientes que tomaron un extracto de jengibre dos veces al día experimentaron menos dolor y requirieron menos calmantes que los que tomaron un placebo.[6]

En otro estudio, 56 pacientes (28 con artritis reumatoide, dieciocho con osteoartritis y 10 con molestias musculares) usaron jengibre en polvo en las comidas. Más de tres cuartas partes de los pacientes de artritis experimentaron, en diversos grados, alivio del dolor y de la inflamación. Ninguno de ellos declaró haber sufrido efectos secundarios durante el periodo en que estuvo consumiendo jengibre, que iba de tres meses a dos años y medio.[7]

El ingrediente activo del jengibre que le da su sabor característico y su valor medicinal es un aceite volátil conocido como *gingerol*. Químicamente el gingerol es muy parecido a la capsaicina, el elemento que le da a las guindillas su picor. Como las guindillas, el jengibre fresco añade un «calor» picante a las comidas. El gingerol obra su magia en la artritis inhibiendo la formación de compuestos químicos que activen la inflamación.

Puedes conseguir jengibre como especia en polvo, extracto líquido o raíz fresca. En polvo es muy práctico para cocinar, pero la raíz fresca tiene un agradable sabor a limón que supera al del jengibre en polvo. La infusión de jengibre es fácil de hacer. Coloca unas cuantas rodajas muy finas de jengibre en 250 ml de agua hirviendo. Déjalo a fuego lento durante unos minutos, retíralo del calor, déjalo enfriar, saca el jengibre, añade un toque de miel y disfruta.

En las articulaciones artríticas puedes aplicar unas cuantas gotas de aceite de jengibre mezcladas con un poco de aceite de coco y frotar para ayudar a aliviar el dolor. Podrías también aplicarte una cataplasma o una compresa con jengibre fresco o en polvo sobre la articulación afectada.

Si no te gusta el sabor del jengibre y no lo quieres en tus alimentos, también puedes emplear cápsulas de jengibre. Sigue las recomendaciones de la etiqueta.

CEREZAS PARA LA GOTA

¿Te duelen las articulaciones? Come un cuenco de cerezas. Lo creas o no, esta fruta puede ayudar a aliviar el dolor de la gota y de otras formas de artritis. Nunca ha sabido tan bien combatir los efectos de la artritis.

En los años cuarenta del siglo pasado el doctor Ludwing W. Blau descubrió accidentalmente que las cerezas pueden aliviar el dolor asociado con la gota. El mismo doctor Blau padecía de gota. Su estado era tan grave que estaba confinado a una silla de ruedas. Un día se comió un gran cuenco de cerezas frescas. Al día siguiente quedó sorprendido al notar que su dolor de pies había desaparecido. Como no había hecho nada distinto de lo normal, excepto comer las cerezas, sospechó que esa era la causa de su buena suerte. Siguió comiendo un mínimo de seis cerezas (frescas, secas o congeladas) cada día, y permaneció libre de dolor y fue capaz de dejar la silla de ruedas para siempre y llevar una vida normal. El doctor Blau empezó a recomendar cerezas a otros pacientes con gota que también experimentaron resultados similares.

El primer estudio para poner a prueba sus ideas fue realizado en los años cincuenta y participaron 12 individuos con gota. El estudio confirmó que comer unos 225 gr de cerezas o la cantidad equivalente de zumo de cereza previene los ataques de gota. Todas las cerezas, negras, amarillas dulces y rojas agrias, son eficaces. Desde entonces, varios estudios más han confirmado estos resultados. Estos estudios demuestran que el consumo de cerezas baja los niveles de urea —el elemento básico de los cristales de urato de sodio que se acumulan en las articulaciones afectadas por la gota—[8] en la sangre.

Las cerezas no solo son buenas para aliviar los síntomas asociados con la gota, también pueden ser beneficiosas para quienes padecen artritis. Son una fuente rica en nutrientes antioxidantes como la vitamina C. También contienen un grupo de potentes antioxidantes llamados *antocianinas*, que no solo bloquean el avance de los radicales libres, sino que además extinguen el fuego de la inflamación. Los estudios demuestran que la antocianina baja eficazmente la inflamación artrítica.[9-10]

Prácticamente todos los tipos de cerezas son eficaces, tanto las dulces como las agrias. Asimismo las fresas, los arándanos y otras bayas pueden ser beneficiosos porque también son ricas fuentes de antioxidantes y además, al parecer, tienen una acción antiinflamatoria.[11]

FRUTAS TROPICALES

Comer un cuenco de fruta tropical fresca y jugosa no solo te aporta un sabor delicioso sino que puede ayudarte a calmar la inflamación de las articulaciones. Varias frutas tropicales, en concreto la piña, la papaya, el kiwi, el mango, los higos y la guayaba, contienen enzimas especiales para digerir la proteína que aparentemente puede también ayudarte a calmar la inflamación.[12-14]

De todas estas frutas, la piña es la que ha recibido la mayor atención y estudio. En 1956 un dentista de Filadelfia dio a conocer que la bromelina, la enzima digestiva de proteína de la piña, disminuía el dolor y la inflamación de sus pacientes que sufrían de obstrucciones dentales múltiples.[15]

Las enzimas digestivas de proteínas de la piña y otras frutas tropicales se han hecho populares como ablandador comercial de carne y ayuda digestiva. Aproximadamente el 90% de los ablandadores de carne usados en los hogares de los consumidores contienen bromelina. Se vende en polvo o combinada con adobo para ser usada en la carne cruda. La enzima penetra en la carne, descompone la proteína y hace que quede tierna al cocinarla. La bromelina se desactiva al aplicarle calor, de manera que el ablandamiento se produce antes de que la carne se cocine.

Como descompone la proteína, la bromelina se usa normalmente como ayuda digestiva para ayudar al estómago a digerir la proteína de los alimentos. Una rodaja de piña fresca es una ayuda digestiva excelente para acompañar a las comidas ricas en proteína. Sin embargo, la piña cocinada o en lata no beneficia a la digestión.

En 1964 se informó por primera vez del valor de la bromelina para aliviar el dolor y reducir la inflamación en pacientes de artritis reumatoide y osteoartritis.[16] Los estudios realizados desde entonces han confirmado su acción antiinflamatoria.[17]

La bromelina ha ganado popularidad como alternativa eficaz a los antiinflamatorios no esteroides. En Alemania, la Comisión Europea la aprobó para el tratamiento de la inflamación y es una de las hierbas medicinales más ampliamente usadas en ese país.

Cuando se utiliza como ayuda digestiva, la bromelina suele tomarse con las comidas. Cuando se emplea para las afecciones inflamatorias, se toma con el estómago vacío para aprovechar al máximo su absorción en la corriente sanguínea.

La bromelina se ha usado en dosis diarias que van de los 200 a los 2.000 mg, con una acción terapéutica demostrada con solo 160 mg al día. Las dosis entre 200 y 400 mg al día durante un periodo de un mes son beneficiosas para tratar la artritis.

FRUTAS Y VERDURAS

Varias vitaminas, minerales, antioxidantes y otros fitonutrientes se encuentran en prácticamente todas las frutas y verduras frescas, así como en las hierbas y en las especias; muchas de ellas ayudan a aliviar la inflamación, luchar contra los radicales libres destructivos, estimular el sistema inmunitario, y ayudar al fortalecimiento y la formación de huesos y tejidos articulares fuertes. Los investigadores aún no han identificado todas las sustancias con un potencial antiinflamatorio de los alimentos frescos. Algunos de los investigados más a fondo son el resveratrol (uvas rojas, arándanos, tomates y cacahuetes), el cuarcetín (cebollas y manzanas), la silimarina (alcachofas), la cianidina 3-glucósido (moras) y la luteolina (apio y pimientos verdes).[18-20] Varios estudios preclínicos y clínicos sugieren que estos agentes tienen potencial para el tratamiento de la artritis.

El simple hecho de incorporar una amplia variedad de frutas frescas y verduras a tu dieta diaria puede ayudarte a proporcionarle al cuerpo múltiples nutrientes para fomentar la salud y combatir la artritis. Los estudios han demostrado en repetidas ocasiones los beneficios del consumo de fruta y verduras. Deberíamos seguir el consejo del Departamento de Recursos Humanos y de Salud de los Estados Unidos y consumir cinco o más raciones de frutas y verduras diariamente. Este es el mínimo. En realidad deberíamos consumir más y eliminar otros alimentos menos saludables de nuestra dieta.

Capítulo 12

Plan de batalla
contra la artritis

Sietes pasos para superar la artritis y la fibromialgia

P uedes ganar la guerra contra la artritis y la fibromialgia. En este capítulo, se plantean todos los pasos de la batalla. Las líneas que vienen a continuación resumen brevemente los pasos que tienes que tomar. Los detalles de cada paso se cubrieron en los capítulos anteriores.

Paso 1. Salud oral

A tu higiene dental diaria deberías añadirle la desintoxicación con aceite. Cada mañana, antes del desayuno y antes de cepillarte los dientes, enjuágate vigorosamente los dientes y las encías con aproximadamente dos cucharaditas de aceite de coco. Hazlo entre quince y veinte minutos. Puedes leer, usar el ordenador, hacer los preparativos para el día o prácticamente cualquier otra tarea mientras haces la desintoxicación con aceite (*Oil pulling*), para no aburrirte y emplear adecuadamente tu tiempo.

Si tienes caries o enfermedad de las encías, o si la artritis te está causando muchos problemas, podrías aumentar el número de veces que realizas la desintoxicación con aceite, hasta dos o tres veces diarias. Hazla con el estómago vacío; justo antes de comer es un buen momento. Cuando te sientas mejor, puedes reducir el número de veces que haces la desintoxicación a una diaria.

Si tienes problemas dentales graves, tienes que visitar al dentista y ponerte en sus manos. Sin embargo, piénsatelo bien antes de someterte a una endodoncia.

Paso 2. Combatir la infección sistémica

Consumir diariamente de tres a cuatro cucharadas de aceite de coco te ayudará a luchar contra la infección activa de tu cuerpo. Una vez que la infección esté bajo control, puedes reducirlo a entre una y tres cucharadas diariamente como dosis de mantenimiento. Puedes tomar el aceite en cualquier momento, pero es preferible con los alimentos a la hora de comer. Puedes preparar con él los alimentos o tomarlo a cucharadas. Tomar aceite de coco no tiene efectos secundarios negativos; sin embargo, si no estás acostumbrado a consumir mucho aceite en tu alimentación, añadirlo de repente puede hacer que, en cierta medida, se te afloje el vientre. De manera que quizá sea mejor empezar tomando una cucharada diaria durante la primera o las dos primeras semanas y elevar la dosis gradualmente.

Paso 3. Dieta antiartritis

Este es el paso más importante que puedes dar para superar la artritis. Cuanto más diligente seas siguiendo esta dieta, más probabilidades tendrás de lograrlo. Céntrate en seguir una dieta sana consistente en frutas y verduras *frescas*, cereales integrales, semillas, frutos secos, carnes, huevos y productos lácteos, preferentemente cultivados o criados de forma orgánica. Evita en la medida de lo posible el azúcar, los dulces, los productos a base de cereales refinados y los aceites vegetales. Disminuye, o elimina, los alimentos procesados y empaquetados. Si el producto ha sido cocinado y se vende en lata, caja, plástico u otros recipientes, es mejor no consumirlo. Es preferible no comer alimentos preparados comercialmente en cuyas etiquetas aparezca alguna lista con numerosos elementos y palabras multisilábicas difíciles de pronunciar

Tu meta debería ser preparar las comidas usando al menos un 90% de ingredientes frescos. El resto puede venir de alimentos preparados comercialmente, la mayor parte de los cuales estaría formada por condimentos y en ocasiones algún producto alimenticio sin aditivos químicos perjudiciales.

El azúcar y los alimentos endulzados con azúcar son tus mayores enemigos. Alimentan a los microbios causantes de enfermedades bucales, deprimen tu sistema inmunitario, proporcionan una escasa nutrición y fomentan el aumento de peso. Lo más importante que puedes hacer para combatir la artritis es eliminar los dulces y los cereales altamente refinados, que son casi tan perjudiciales como el azúcar.

Seguir la prueba de los siete días a base de alimentos naturales del Apéndice te ayudará a ajustar tu dieta y a aprender a comer naturalmente. También puedes visitar las páginas web de la fundación Weston A. Price en www.westonaprice. org y de la Price-Pottenger Nutrition Foundation en www. ppnf.org para tener acceso a información y recursos.

Paso 4. Rejuvenecer las articulaciones

Para ayudar al rejuvenecimiento y curación de las articulaciones puedes tomar un suplemento dietético que contenga una combinación de sulfato de glucosamina y sulfato de condroitina. El suplemento debería contener 1.500 mg de sulfato de glucosamina y 1.200 mg de sulfato de condroitina por dosis. Toma una diaria. La dosis puede consistir en dos o tres cápsulas. La glucosamina/condroitina se vende en las tiendas de alimentación y farmacias.

Paso 5. Ejercicio

Inicia un programa de ejercicio y mantenlo. No hace falta que sea extenuante ni caro. Caminar y nadar son dos buenas opciones. El ejercicio del rebote es ideal. Practica ejercicio al menos tres días a la semana para un mínimo de veinte minutos al día para empezar. Aumenta la duración y los días a medida que te vuelves más fuerte. Una hora diaria, de cinco a seis días a la semana es un buen objetivo al que apuntar.

Paso 6. Control del peso

Si tienes sobrepeso, perder unos kilos extra puede contribuir significativamente a que te sientas mejor. Utiliza los efectos de estimulación metabólica y saciantes del apetito del aceite de coco para ayudarte a perder el exceso de peso. Para obtener los mejores resultados en la pérdida de peso, sigue una dieta de alimentos integrales baja en hidratos de carbono en la que la fuente primordial de grasa sea el aceite de coco.

Paso 7. Calmar la inflamación

Incorpora en tu dieta alimentos y suplementos alimenticios que te ayuden a aliviar la inflamación, entre ellos la cúrcuma, el jengibre, las cerezas y los ácidos grasos omega 3. El pescado, las algas, los huevos y las verduras de hojas verdes proporcionan una fuente natural de estos ácidos grasos. También puede ser útil un suplemento alimenticio consistente en una cantidad de 200 a 400 mg de bromelina tomado con el estómago vacío. Y por último consume abundantes frutas y verduras frescas para tener una fuente rica en nutrientes antioxidantes. Este paso por sí solo no cura la inflamación, pero puede ayudar. Para lograr un alivio permanente tienes que centrarte en todos los pasos anteriores.

Siguiendo el plan de batalla contra la artritis puedes eliminar o reducir de forma significativa el dolor de la artritis y la fibromialgia. ¿Funciona este programa? Solo tienes que preguntarle a Barbara Moody. Ha estado activa toda su vida. Hacía *jogging* habitualmente y era una escaladora incansable. Hace diez años empezó a padecer un dolor crónico que terminó afectando a los pies, rodillas y espalda. El dolor se hizo tan intenso que acabó con su estilo activo de vida y le hizo abandonar su carrera de bombera. Una osteoartritis aguda de las vértebras la obligó a hacerse cuatro operaciones, una de las cuales implicaba la fusión de dos vértebras. Trató de hacer ejercicio con regularidad y aerobic de bajo impacto,

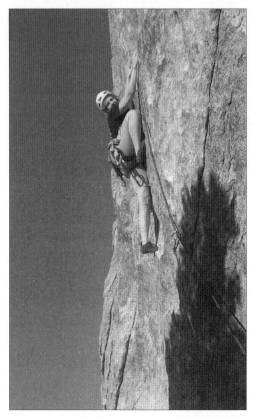

A los sesenta años y libre del dolor de la artritis, Barbara ha vuelto a escalar montañas.

pero a menudo, después de hacerlo, volvía a casa cojeando por el dolor. Los medicamentos que el médico le recetaba apenas le ayudaban, y su estado siguió deteriorándose. Los médicos le recomendaron que se sometiera a una quinta operación y a una segunda fusión.

Se informó acerca de la desintoxicación con aceite (*Oil pulling*) y los beneficios del aceite de coco y empezó a desintoxicarse cada día religiosamente y a añadir el aceite a su dieta. En poco tiempo comenzó a notar que se estaban produciendo algunos cambios extraordinarios. Sus dientes se volvieron mucho más blancos. La capa que le cubría la lengua desapareció. Sus encías sueltas se ciñeron a los dientes. Una gingivitis grave, que se había formado alrededor del componente de titanio de un implante dental, sanó y alrededor seis milímetros de la encía suelta volvió a ceñirse a ese molar.

Aparte de su salud dental, también mejoró espectacularmente su salud física. En cuestión de semanas disminuyó el dolor de la osteoartritis de las rodillas. Era capaz de caminar varios kilómetros sin dolor de rodillas y de subir y bajar escaleras sin problema. Empezó a escalar montañas otra vez.

Los médicos, sorprendidos por su repentina mejoría tras diez años de dolor crónico e incapacidad, documentaron profusamente la recuperación. Le dijeron que ya no hacía falta que se operara. Actualmente tres de esos médicos, impresionados por el extraordinario progreso de Barbara, practican *Oil pulling* con el fin de mejorar su salud general.

Barbara dice de este programa:

Ha cambiado realmente mi salud y me ha cambiado la vida… Me siento mejor de lo que me he sentido desde hace años. A mis sesenta años tengo la energía que tenía a los treinta y tantos.

Reacciones de limpieza

Es posible que al empezar con este programa experimentes una limpieza a fondo. Practicar *Oil pulling* y consumir aceite de coco pueden crear en algunos una potente reacción de limpieza o desintoxicación.

Una de las reacciones más frecuentes al *Oil pulling* es una fuerte descarga de mucosidad. Esta práctica estimula la limpieza de la garganta y los senos nasales. Por consiguiente, el flujo mucoso puede incrementarse. Algunos experimentan esto la primera vez que la prueban. No te preocupes, es una reacción normal. El cuerpo está expulsando la mucosidad para depurar las toxinas. Es mejor sacar estos venenos del

245

organismo. Con el tiempo, conforme tu sistema se depura de toxinas, disminuye el flujo de mucosidad.

Consumir habitualmente aceite de coco también puede provocar síntomas de desintoxicación. Como los ácidos grasos de cadena media del aceite matan microbios, puede causar lo que los médicos llaman una reacción Herxheimer o *die-off* (secuelas). La reacción Herxheimer puede consistir en varios síntomas que se suelen confundir con los de la gripe, como escalofríos, fiebre, dolores corporales, dolores de cabeza, sarpullidos, náuseas, vómitos, diarrea, fatiga, etc. Estos síntomas no están causados por una infección o enfermedad, sino que son consecuencia de las terapias que eliminan los organismos infecciosos del cuerpo. No son efectos secundarios de la terapia, sino pruebas de su eficacia y de la existencia de una infección. Lo que causa los síntomas es la liberación de toxinas de los organismos agonizantes y la acumulación de bacterias muertas. Como respuesta a esta acumulación de desechos, el cuerpo entra en un estado de intensa depuración interna y desintoxicación para purgarse de estos venenos. A consecuencia de esto las reacciones pueden ser pronunciadas e imitar las de una enfermedad. Tomar antibióticos o medicamentos no te ayudará y no es aconsejable ya que de hecho puede interferir en el proceso de limpieza.

Normalmente la reacción de depuración solo dura unos pocos días, pero puede prolongarse hasta un periodo de tres semanas o más. La reacción puede producirse en cualquier momento en que empieces con el programa. Puede ocurrir casi inmediatamente o en el transcurso de unas semanas. Los tipos de síntomas que puedes encontrarte, y su intensidad, varían de una persona a otra. Por eso no puedes comparar tu reacción con la de otro. En algunos, los síntomas pueden ser graves, mientras que en otros pueden ser tan suaves que los efectos pasen totalmente inadvertidos. *Los síntomas de la artritis pueden intensificarse durante un periodo de tiempo* mientras las bacterias agonizantes vierten sus toxinas en la sangre. No te sorprendas si tus síntomas empeoran durante un tiempo antes de mejorar.

A este periodo de limpieza se le llama también *crisis curativa*. Durante una crisis curativa, evita tomar cualquier medicamento, a menos que te lo exija el médico. Bebe mucha agua para ayudar al cuerpo a evacuar las toxinas. Si no tienes apetito, no comas, pero deberías tomar gran cantidad de líquidos. Reduce la actividad física pesada y descansa bastante. Si es necesario, quédate en casa y no vayas a trabajar. Sigue desintoxicándote con aceite y consumiendo aceite de coco.

Limpiar es un proceso permanente, de manera que es posible que pases por más de una crisis curativa. Barbara, la mujer cuya historia conté anteriormente, describe su experiencia con la limpieza:

Cuando llevaba unos tres días con la desintoxicación a base de aceite, sentí un leve dolor de garganta que me duró solo un día. Luego, a las dos semanas de iniciar el proceso, y durante un periodo de unos diez días, estuve expulsando cerca de dos cucharadas diarias de moco amarillo pegajoso y denso que se iba volviendo cada vez más ligero y menos viscoso hasta que fue blanco del todo. A las diez semanas tuve la «madre de todas las crisis curativas», con cincuenta y cinco horas de fiebre que debía de rondar los cuarenta grados y medio en su punto más álgido. Sabía que era una crisis curativa y que pasaría. Recuerdo que había veces en las que lloraba de dolor. Pero al mismo tiempo seguía pensando que debía de estar eliminando bastante veneno.

No todo el mundo pasa por una crisis tan grave como Barbara, pero debes tener presente que puede ocurrir.

No hay por qué tener miedo de una crisis curativa. Es algo positivo y marca un periodo de depuración y curación. Cuando la limpieza termine, te sentirás mejor de lo que te has sentido en mucho tiempo y tendrás una sensación superior de bienestar.

ME SIGUE DOLIENDO. ¿QUÉ PUEDO HACER?

¿Qué sucede si, tras llevar a cabo el plan de batalla contra la artritis, sigues sintiendo dolor en la articulación? El problema puede ser que no le hayas dado al programa el suficiente tiempo para que funcione. La mayoría somos muy impacientes; plantamos una semilla de tomate por la mañana y pretendemos recoger tomates maduros a media tarde. A la semilla hay que darle tiempo para crecer. Después de plantarla, pueden transcurrir un par de semanas en las que parece que no pasa absolutamente nada. Luego finalmente notarás un pequeño brote tierno que asoma levemente de la tierra. Con el tiempo va creciendo y haciéndose más visible y por último da un fruto. Tu progreso en este programa es como la semilla de tomate. Al principio no notarás prácticamente nada, pero dale tiempo. A medida que el cuerpo se restaure y se cure a sí mismo, irás poco a poco notando cambios. Del mismo modo en que no puedes ver la planta del tomate crecer centímetro a centímetro, tampoco notarás los cambios graduales que tienen lugar en tu cuerpo. Pero un día serás consciente de que estás haciendo cosas que no habías podido hacer durante años, como abrir un bote apretado o subir las escaleras sin dolor.

Puede que tengas artritis o fibromialgia desde hace años. Quizá hayan hecho falta diez, veinte o más años para desarrollar el proceso que te llevó a tu actual estado. De manera que no puedes pretender corregir todos esos años de deterioro en solo unos cuantos días o semanas. Tienes que darle tiempo a tu cuerpo para que se cure.

La respuesta de cada uno será distinta. Puede que en cuestión de días o semanas experimentes una mejoría notable y que durante algún tiempo sigas mejorando. Para otros el proceso podría prolongarse durante muchos meses. Es un proceso gradual. No esperes milagros de la noche a la mañana. Puede que algunos daños sean irreversibles. Si tus articulaciones están gravemente dañadas (como se muestra en la página 20), solo puedes esperar una mejoría parcial, pero incluso una mejoría parcial es mejor que ninguna.

No todos los dolores de articulaciones están causados por la artritis. Quizá una de las razones por las que no estés obteniendo los resultados que deseas podría ser que no tienes artritis. ¿Te ha diagnosticado un médico que tienes algún tipo de artritis? No estoy hablando de un comentario espontáneo del médico diciendo que tienes «artritis» sino de un diagnóstico oficial como artritis reumatoide, osteoartritis, o espondilitis anquilosante. ¿O se trata de un autodiagnóstico basado sencillamente en el dolor? Solo por sentir dolor en una articulación o cerca de ella, no significa que tengas artritis. Existen muchas afecciones que pueden causar dolor que no son técnicamente artritis. Las lesiones de las articulaciones suelen confundirse con la ella. La bursitis, la tendinitis y la osteoporosis son ejemplos comunes. Por eso es por lo que es útil contar con el diagnóstico exacto de un médico.

La razón principal por la que la gente no consigue los resultados que quiere es que no sigue el programa. ¿Has adoptado una dieta de alimentos integrales? Este es quizá el mayor escollo para alcanzar el éxito con este plan. Con frecuencia la gente se convence a sí misma de que no hace falta seguir una dieta a base enteramente de alimentos integrales, que basta con añadir unas cuantas frutas frescas en la alimentación, pero no es así. Si comes dulces y cereales refinados y añades una manzana y una banana a tu dieta, no verás ninguna mejora. Tienes que eliminar o al menos limitar en gran medida los alimentos desvitalizados y reemplazarlos por alimentos integrales nutritivos. De entrada, seguir una alimentación deficiente es la razón por la que la gente desarrolla artritis. Los hidratos de carbono alimentan especialmente a las bacterias que tenemos en la boca y que provocan infecciones orales, lo que a su vez causa infecciones en las articulaciones. Además, la nutrición deficiente baja la capacidad de tu cuerpo para combatir la infección. Para poder contrarrestar la artritis, tienes que corregir tu alimentación. Si sigues sintiendo dolor en las articulaciones, la razón más probable es tu alimentación. Ve al Apéndice y haz la prueba de los siete días a base de alimentos naturales, que te ayudará a aprender más acerca de estos alimentos.

¿Estás realizando *Oil pulling* diariamente según lo indicado? ¿Tienes algún problema dental que no hayas solucionado? ¿Tienes endodoncias o coronas? Pueden albergar infecciones. Aun en el caso de que no haya ningún dolor ni síntomas apreciables, podrías tener una infección de grado menor. La ausencia de dolor no significa necesariamente que no haya una infección presente. Ve al dentista a hacerte un reconocimiento y pide que te hagan un examen de rayos X. Si tienes que someterte a una intervención odontológica, hazlo. A veces quienes tienen problemas dentales graves son reacios a recibir el cuidado que requieren, y siempre que no sientan dolor posponen el tratamiento. Ese es un gran error. Las infecciones dentales no suelen curarse por sí mismas. Debes hacer un esfuerzo para corregir el problema, ya sea a través de cambios dietéticos, desintoxicación con aceite, una mejor higiene dental o recibiendo tratamiento dental, y normalmente haciendo todo esto.

Por último, no todos los casos de artritis son el resultado de infecciones dentales. Otros tejidos del cuerpo podrían estar actuando como un foco de infección, arrojando bacterias y toxinas que agravan continuamente las articulaciones. Tienes que localizar estas áreas. ¿Dónde pueden estar? Los pulmones, los órganos sexuales, el conducto urinario y el aparato digestivo son otros puntos de infección. ¿En el pasado has tenido problemas en alguna de estas áreas? ¿Has sufrido asma o bronquitis? ¿Enfermedades venéreas? ¿Frecuentes infecciones urinarias o cálculos biliares? ¿Problemas digestivos, colitis, diverticulitis, candidiasis o parásitos?

El conducto gastrointestinal es una fuente potencial de infección. Al igual que la boca, nuestros intestinos son el hogar de numerosos microorganismos y algunos de ellos pueden causar una gran cantidad de problemas si alcanzan la corriente sanguínea. Úlceras, divertículos, intestino permeable (síndrome del intestino con fuga), parásitos y otras afecciones pueden estar propagando una infección a través de la corriente sanguínea. En este caso tienes que dedicarte a mejorar la salud de tu sistema digestivo y del entorno microbiano de su interior. Las alergias alimentarias podrían también estar fomentando este problema.

Para tener una mejor salud digestiva sigue la dieta descrita en este libro, identifica y elimina todos los alimentos que causan alergias o sensibilidades y emplea habitualmente aceite de coco. Las medidas dietéticas por lo general requieren tiempo. De manera que dale a tu cuerpo el tiempo que necesite para sanar. Un recurso que puede ayudarte a alcanzar esta meta es *The Body Ecology Diet*, (La dieta de la ecología del cuerpo), de Donna Gates. Este libro describe cómo establecer y alimentar el crecimiento de microorganismos benéficos en el aparato digestivo y suprimir el crecimiento de los perjudiciales.

PUEDES CONSEGUIRLO

Seguir el plan de batalla de siete pasos para superar la artritis y la fibromialgia puede tener un impacto radical en tu vida. Recibo cartas y correos electrónicos de lectores de todo el mundo contándome sus experiencias. Me gustaría compartir uno de una mujer a la que le diagnosticaron síndrome de fatiga crónica y fibromialgia. Dejaré que sea ella misma quien relate los hechos.

Me llamo Jo Wilkinson, tengo treinta y nueve años y vivo en el Reino Unido. En 1987 me diagnosticaron lo que entonces se llamaba síndrome posviral, ahora síndrome de fatiga crónica y fibromialgia. Un año antes había tenido un ataque grave de gripe del que no me llegué a recuperar del todo, aunque mi salud llevaba deteriorándose lentamente desde mediados de 1985. En 1993, tras vacunarme contra la gripe, tuve una recaída grave. Desde entonces a menudo me quedaba en casa sin poder salir de la cama. Mi marido (mi gran apoyo) y yo tratamos de encontrar una solución por todos los medios posibles.

Resumiendo, un médico de Londres me sugirió que fuera a ver a un endocrinólogo de Bruselas. En ese momento yo estaba tomando hidrocortisona (la presión sanguínea me bajó a 80/30, lo cual precipitó la prescripción).

El endocrino pasaba siempre mucho tiempo sermoneándome acerca de la dieta. Al decir sermonear no exagero, insistía mucho en que debía usar aceite de coco para cocinar, no aceite de oliva. Me enseñó tu libro, *The Coconut Oil Miracle* (El milagro del aceite de coco) y un tarro de aceite. Se oponía al dogma de la alimentación baja en grasas predominante hoy día diciéndonos que el cuerpo necesita grasa para fabricar las hormonas. La segunda vertiente de su teoría de la alimentación era que había que comer una dieta como la del paleolítico: sin cereales, sin azúcar y sin productos lácteos. Un consumo moderado de fruta, gran cantidad de verduras y ensaladas, además de carne, pescado, frutos secos y semillas. La única queja que tenía es que me gustaba el yogur, por eso, como concesión, me permitió consumirlo durante dos semanas. Esta dieta es muy sana, especialmente cuando se combina con el aceite de coco, y con el tiempo me recuperé hasta el punto de que decidí dejar a un lado los medicamentos. Desde septiembre de 2004 no he consumido medicamentos y desde entonces mi salud ha mejorado espectacularmente.

Aparte de la recuperación de mi sistema hormonal (la presión sanguínea está ahora normal y estable) tengo más energía, duermo menos pero me levanto más descansada, la mayoría de las veces no tengo sudores nocturnos, en realidad no los tengo en absoluto. La pierna me dolía mucho, sentía una especie de ardor ácido láctico y eso ha desaparecido en los tres o cuatro últimos meses.

Creo que mi sistema inmunitario está volviendo a la normalidad, porque hace dos meses tuve la gripe, me puse muy enferma y luego me recuperé normalmente en lugar de languidecer con síntomas de gripe durante meses, como me sucedía antes. Aún persisten algunos problemas menores, pero tengo la esperanza de que en otros seis meses estaré bien.

Mi marido también ha mejorado mucho su salud con esta dieta. Perdió casi dieciséis kilos (yo perdí tres, hasta volver a mi peso normal de alrededor de cincuenta y seis kilos). Hace dieciocho meses, justo al cumplir cuarenta años, comenzó a jugar al *squash* otra vez. Como comentó uno de sus amigos, la mayoría de la gente deja el *squash* a los cuarenta, ¡no lo retoma!

Te estoy muy agradecida por haber escrito este libro. Se puede decir con plena seguridad que ha cambiado nuestras vidas. Somos miembros de la Fundación Weston A. Price, y me he reeducado a mí misma acerca de la nutrición. El aceite de coco combinado con una dieta cuidadosa nos ha devuelto la salud, y disfrutamos la afición de cocinar juntos.

Me encanta que la gente me cuente sus progresos. Y también me encantaría conocer los tuyos. Por favor, escríbeme y cuéntame tu experiencia. Puedes contactar conmigo en:

Bruce Fife, ND
Coconut Research Center
P.O. Box 25203
Colorado Springs, CO 80936
contact@coconutresearchcenter.org.

Si quieres saber más acerca de los beneficios del aceite de coco para la salud, visita mi página web en www.coconutresearchcenter.org. En esta página tendrás la oportunidad de suscribirte gratuitamente a mi boletín *Healthy Ways Newsletter*. Este boletín, enviado por e-mail cada dos o tres semanas, recoge las últimas noticias de la investigación sobre el coco, la dieta, la nutrición y otros asuntos de salud.

Apéndice:

Prueba de los siete días a base de alimentos naturales

Alimentos naturales y alimentos procesados

El propósito de esta prueba es enseñarte a identificar, preparar y comer alimentos integrales saludables. Si no estás familiarizado con este tipo de alimentos, esta prueba puede ser una herramienta de incalculable valor para enseñarte. Te recomiendo que todos tus alimentos sean cultivados y procesados orgánicamente. Sin embargo, para este ejercicio de aprendizaje no vamos a preocuparnos de este asunto. Solo estamos tratando de aprender lo que distingue a los alimentos naturales e integrales de los que están demasiado procesados o refinados.

Los alimentos naturales están mínimamente procesados. No han sido alterados químicamente ni apenas procesados o refinados. El término «alimentos naturales» puede definirse como cualquier alimento que puedas atrapar, cosechar, cultivar, extraer o hacer en casa usando los utensilios corrientes de cocina. Puedes *atrapar* un pez, de manera que es un alimento natural. No puedes atrapar un filete de pescado rebozado. Puedes *recoger* una cereza. No puedes cosechar una tartaleta de fresa para calentar en el horno. Puedes *cultivar* un grano de trigo. No puedes cultivar una galleta de chocolate. Puedes *extraer* leche de una vaca y conseguir leche entera. Las vacas no producen leche desnatada. Asimismo puedes extraer savia de los arces para hacer jarabe de arce o miel de un panal. No puedes extraer sirope de maíz con alto contenido en fructosa de los granos de maíz ni azúcar blanco de la remolacha azucarera.

Cualquier comida que hagas en la cocina con ingredientes *naturales* puede considerarse un alimento natural. El pan casero, las magdalenas y las tortitas de harina de trigo integral también. Y lo mismo sucede con la pasta de grano integral. Puede hacerse en casa usando una máquina portátil de hacer pasta. O puedes comprar la pasta de grano integral en la tienda (siempre que no contenga ingredientes procesados o químicos).

Los alimentos fermentados como el chucrut, los encurtidos, el yogur o el queso pueden hacerse en casa y ser considerados alimentos naturales, lo mismo que la fruta deshidratada y las uvas pasas. Por supuesto, no tienes que tener todos estos productos en casa. Puedes comprar productos disponibles en el mercado; tan solo asegúrate de que no estén refinados y de que no contengan sustancias químicas añadidas ni ingredientes procesados.

Todas las frutas y verduras frescas, así como las semillas y los frutos secos, son alimentos naturales. También lo son los productos congelados siempre que no tengan nada añadido.

Aunque las verduras congeladas han sido escaldadas, el calor es solo suficiente para retardar las enzimas y no afecta seriamente al contenido total de nutrientes. No son tan buenas como las verduras frescas pero, definitivamente, son mejores que las enlatadas. Lee la etiqueta de los alimentos congelados: a veces se añaden azúcar y otros ingredientes. Si compras carne roja cruda, pollo, huevos y pescado, sin ningún ingrediente añadido, pueden considerarse alimentos naturales. Si la carne ha sido procesada, ahumada, secada, curada o manipulada de alguna otra forma, entonces es procesada. Esto incluiría jamón, panceta, mortadela, salami, carne ahumada, salchichas, cecina, chorizo, salchichón, etc. También incluiría todas las carnes o pescados enlatados, entre ellos el atún y el pollo. La mayoría de las carnes procesadas contienen muchos aditivos. Sin embargo, también existen las carnes procesadas «naturales». Estas están bien, siempre que los ingredientes sean verdaderamente naturales. Por ejemplo, puedes comer embutidos que consistan solo en carne picada de cerdo y especias, sin conservantes químicos ni potenciadores del sabor.

La leche natural y entera, la nata y los quesos elaborados con esta leche, son alimentos naturales. La leche y el queso desnatado o semidesnatado, el requesón, y otros productos lácteos, no. Mira la etiqueta con los ingredientes. Algunos productos lácteos están hechos de leche en polvo (definitivamente no un alimento natural) y otros ingredientes dudosos.

Los aceites procesados mínimamente son considerados alimentos naturales. Los aceites que se extraen fácilmente de su fuente sin el uso de altas temperaturas, presas hidráulicas o agentes químicos entran dentro de esa categoría. El aceite virgen de oliva es un alimento natural. Simplemente se extrae de la aceituna y se filtra sin procesarlo. El aceite de oliva normal (no virgen) no es un alimento natural, ya que ha pasado por más procesamiento y refinado. Otros aceites naturales son el aceite virgen de coco, el aceite rojo (virgen) de palma, la mantequilla y la grasa animal fundida. Los aceites vegetales que se venden en las tiendas de comestibles, como el de maíz, soja, canola, cártamo, cacahuete y girasol no son alimentos naturales porque han pasado por un extenso procesamiento. La grasa vegetal y la margarina tampoco son alimentos naturales.

La mayoría de los azúcares y siropes son procesados. Todos los endulzantes artificiales y todos los sustitutos del azúcar son procesados. El azúcar moreno no es azúcar natural. Es azúcar blanco al que se añade algo de melaza. La miel sin refinar es un endulzante natural. El jugo de caña de azúcar deshidratado (Sucanat), el jarabe de arce deshidratado, la melaza y la fruta seca, como el azúcar de dátil, están procesados mínimamente. Estos endulzantes se suelen agrupar con los alimentos naturales, aunque su consumo debería limitarse porque todos los endulzantes tienen un valor nutritivo bajo y alimentan a las bacterias.

Las hierbas, las especias y la sal por regla general pertenecen a la categoría de los alimentos naturales. La sal gema y la sal marina son definitivamente alimentos naturales y constituyen buenas fuentes de oligoelementos. La sal de mesa ordinaria es altamente refinada y normalmente tiene aditivos químicos. No es un alimento natural.

Básicamente, cualquier alimento que ha sido cocinado, alterado químicamente o que ha pasado por un proceso de refinamiento y se vende en lata, plástico, caja o cualquier otro tipo de recipiente cerrado es un alimento procesado. Si puedes atraparlo, cosecharlo, cultivarlo o extraerlo, lo más probable es que sea un alimento natural.

Ahora que tienes una visión general de en qué consiste un alimento natural ha llegado el momento de realizar un examen sorpresa. Rellena el siguiente cuestionario para evaluar tu comprensión de los alimentos naturales. A continuación vendrán las respuestas y una explicación. Procura hacer el examen antes de mirar las respuestas.

CUESTIONARIO

¿Cuál de los siguientes alimentos podría considerarse un alimento natural y por qué?

1. Manzana
2. Nuggets de pollo
3. Galletas saladas Pepperidge Farm Goldfish
4. Pollo entero Tyson
5. Pizza de Pizza Hut
6. Pan de cereal integral Roman Meal
7. Zumo de naranja Minute Maid
8. Harina de avena instantánea Quaker Cinnamon Swirl.
9. Cereales para el desayuno de trigo molido
10. Barrita de granola
11. Patatas fritas congeladas
12. Egg Beaters (sucedáneo artificial del huevo)
13. Requesón
14. Mantequilla de cacahuetes

Las respuestas empiezan en la página 263.

PUBLICIDAD ENGAÑOSA

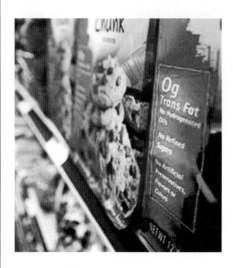

Hay que ser cauto con las estrategias de la publicidad. En las tiendas verás alimentos con etiquetas que dicen «Ingredientes totalmente naturales», «Hecho con cereales integrales» o «Cero grasas trans». Estos términos no significan nada. Solo son estratagemas publicitarias para engañarte haciéndote creer que son más sanos que la competencia. La expresión «Ingredientes totalmente naturales» no tiene ningún sentido. Si los ingredientes del alimento proceden originalmente de algo natural, los fabricantes del producto pueden afirmar eso, independientemente de que hayan sido refinados y procesados, y de que se hayan añadido otras sustancias químicas «no naturales».

La expresión «Hecho con cereales integrales» también carece de significado. Mira en la etiqueta la lista de ingredientes. Normalmente el primero es harina de trigo enriquecida. Es otra manera de decir «harina blanca procesada». La harina integral de trigo no necesita ser enriquecida con vitaminas y minerales, pero la harina blanca sí. Al procesar la harina integral y convertirla en blanca, se pierden muchas vitaminas y minerales. En el pasado esto ha provocado deficiencias nutricionales generalizadas. Por tanto, la ley obliga a los fabricantes a volver a añadir algunos (pero no todos) de los nutrientes esenciales que se han eliminado. El término «harina de trigo» en la etiqueta de ingredientes es un ardid para engañar a los consumidores haciéndoles creer que el producto está hecho de harina integral. «Harina de trigo» normalmente significa «harina blanca» hecha de trigo.

Te interesa comprar un producto hecho 100% de harina integral. Cuando los productos anuncian que un artículo está hecho de «cereales integrales» con frecuencia significa que se ha añadido harina integral o algún otro cereal integral, pero que no es necesariamente el ingrediente principal.

La expresión «Cero grasas trans» es otra mentira. Los fabricantes pueden hacer esta declaración legalmente si una ración contiene menos de medio gramo de grasas trans. Por tanto, en un paquete de galletas «Cero grasas trans», por ejemplo, una ración sería igual a una galleta. Esta galleta

Información nutricional

Cantidad de una ración   1 taza (228 g)
Raciones por envase 2

Cantidad por ración

Calorías 250   Calorías de grasa   110

Porcentaje (%) **del valor diario***

Grasas totales 12 g	18 %
Grasas saturadas 3 g	15 %
Grasas trans 3 g	
Colesterol 30 mg	10 %
Sodio 470 mg	20 %
Potasio 700 mg	20 %
Carbohidratos totales 31 g	10 %
Fibras dietéticas 0 g	0 %
Azúcares 5 g	
Proteínas 5 g	
Vitamina A	4%
Vitamina C	2%
Calcio	20%
Hierro	4%

puede tener cerca de cinco gramos de grasas trans. ¿Cuánta gente comerá solo una galleta? ¡Prácticamente nadie! De manera que terminas comiéndote cuatro o cinco galletas o, si realmente tienes hambre, quizá diez. ¡Suma todas las grasas trans, y comprobarás que estás consumiendo muchísimas! ¿Cómo distinguir si un alimento está de verdad libre de grasas trans? Mira la etiqueta de ingredientes. Si aparece aceite vegetal parcialmente hidrogenado, margarina o grasa vegetal, eso significa que contiene grasas trans. No lo consumas.

Respuestas

1. Sí. Una manzana fresca cruda es un alimento natural. Las rodajas de manzana secas también lo son, siempre que no se les añadan conservantes ni azúcar.

2. No. Los pollos no tienen *nuggets*. Estas piezas del tamaño de un bocadito están altamente procesadas. Se hacen de carne que ha sido separada de los huesos. A menudo

la carne oscura se somete a un blanqueado para conseguir ese aspecto tan apetecible. La carne oscura y la blanca se mezclan, se les añaden potenciadores del sabor, se les da la forma de *nuggets* y se rebozan.

3. No. Pepperidge Farm puede llamarlos «peces de colores», pero te aseguro que no hay ningún pez con sabor a queso cheddar nadando suelto por ahí.

4. Sí. Un pollo entero, sin cocinar, es un alimento natural.

5. No. Las pizzas de restaurante y las congeladas no son alimentos naturales. Están hechas con harina blanca y los ingredientes adicionales contienen carnes, quesos y otros alimentos altamente procesados.

6. No. Aunque en la etiqueta del pan se afirme que contiene cereal integral o trigo integral, con frecuencia contiene la misma cantidad, o más, de trigo blanco enriquecido además de jarabe de maíz de alto contenido en fructosa, aceite de soja, conservantes y un surtido de otros aditivos.

7. No. El zumo de naranja preparado está procesado. Pasa por un procedimiento de pasteurización y con frecuencia de condensación. Puede tener azúcar añadido aunque no aparezca en la lista de ingredientes de la etiqueta. Los fabricantes pueden añadir azúcar dentro de ciertos límites sin necesidad de hacerlo constar en la lista de ingredientes.

8. No. La harina de avena instantánea está procesada para que se pueda cocinar en tres minutos o menos. Además, contiene azúcar, endulzantes, potenciadores del sabor artificiales y otros aditivos. Sin embargo, la avena «de toda la vida», se considera un alimento integral. No se

añade ni se elimina nada de la porción comestible del grano.

9. No. Todos los cereales fríos están altamente procesados, y la mayoría contiene conservantes, azúcar y otros aditivos.

10. No. Una barrita de granola puede parecer una elección saludable, pero estas barritas «sanas» no son nada más que sofisticadas barritas de caramelo cargadas de azúcares y otros ingredientes dudosos.

11. No. Aunque parezca que solo son patatas cortadas, normalmente están precocinadas y contienen aceites hidrogenados y otros de procedencia dudosa.

12. No. Egg Beaters definitivamente no es un alimento natural. Las gallinas no ponen huevos sin yema. Los Egg Beaters son claras de huevo sin la yema, totalmente artificiales.

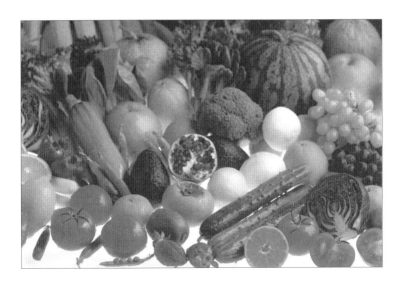

13. Sí, si tiene toda la grasa. Sin embargo, los productos lácteos bajos en grasas no lo son, ya que han sido manipulados para eliminar la grasa natural de la leche.

14. Depende. Los cacahuetes son un alimento natural. ¿Los cacahuetes molidos? También son un alimento natural. ¿Los cacahuetes molidos con un poco de sal? Siguen siendo un alimento natural. ¿La mantequilla de cacahuete Skippy? No. Lee la etiqueta. El segundo ingrediente de la mantequilla de cacahuete Skippy es el azúcar. También contiene aceite vegetal hidrogenado. Es comida basura disfrazada de sana.

El simple hecho de que muchas de tus comidas favoritas estén en la lista de la dieta para desarrollar la artritis no significa que no puedas volver a disfrutarlas. Por el contrario, puedes comer tranquilamente muchas de estas comidas, *si*, y este es un si que tiene una gran importancia, las haces tú mismo usando ingredientesnaturales e integrales.

Por ejemplo, puedes disfrutar de una pizza, pero haz la masa usando harina de trigo integral y aderézala con ingredientes saludables. Lo mismo se puede decir de las hamburguesas y de las patatas fritas. ¿Patatas fritas? Sí, puedes comerlas, si utilizas patatas frescas y las fríes en grasas saludables como el aceite de coco o de palma. Al hacer hamburguesas emplea carne de ternera recién picada y bollos de trigo integral. Puedes incluso disfrutar de vez en cuando de un postre si lo haces con ingredientes naturales. Los pasteles y las galletas pueden prepararse con cereales integrales y saber tan bien como si estuvieran hechos con harina blanca.

Aunque no te recomiendo que comas postres todos los días, en ocasiones puedes consumirlos.

Prueba de los siete días a base de alimentos naturales
Las reglas

En esta prueba ganarás puntos según los tipos de alimentos que comas. Al final de los siete días, se contarán todos tus puntos. Consigues un punto por cada alimento natural que ingieras, y pierdes un punto por cada alimento refinado.

Las mezclas alimenticias (sopa, sofrito, ensalada) que contienen solo ingredientes naturales son alimentos naturales. Date cuenta de que he dicho *solo* ingredientes integrales. Si se les añade algún ingrediente procesado, cuentan como alimento procesado. Algunos ejemplos: pollo al horno rebozado en *harina blanca*; pescado frito en *aceite de soja*; manzana al horno recubierta de *azúcar*; cualquier alimento con aceite vegetal parcialmente hidrogenado, o jarabe de maíz con un elevado contenido en fructosa, colorantes, conservantes o potenciadores del sabor artificiales, o cualquier clase de aditivos químicos. Para este ejercicio el agua es un alimento que no se tiene en cuenta. No ganas puntos ni los pierdes, de manera que puedes beber toda el agua que quieras.

El sistema de puntos se basa en el tamaño de la ración que varía dependiendo del tipo de alimento. Una ración equivale a 1 punto (o a -1 punto, según el caso). Para este ejercicio usarás las siguientes directrices para calcular la ración. Estas no son en todos los casos raciones estándar usadas en el campo de la alimentación, sino un sistema simplificado que nos permite calcular de la manera más fácil posible los puntos para nuestro ejercicio:

- Granos y cereal: una taza
- Bebidas: una taza
- Fruta tamaño medio (manzana): una entera
- Fruta tamaño pequeño (moras): media taza
- Fruta tamaño grande (melón): una taza, troceada
- Verdura tamaño medio (zanahoria): una entera
- Verdura tamaño pequeño (guisantes): media taza
- Verdura tamaño grande (berenjena): media taza, picada
- Pan: una rebanada
- Bollos y panecillos (hamburguesa): media pieza, parte de arriba o de abajo
- Carne y pescado: 85 gr, más o menos el tamaño de una baraja de cartas
- Mezcla alimenticia (sopa, guiso): una taza
- Aperitivos (patatas, rosquillas, palomitas de maíz): media taza

Redondea cualquier ración que no equivalga a una ración completa. Por ejemplo, si comes media manzana, cuéntala como una; si comes una taza y media de sopa, redondéala a dos raciones; tres cuartos de taza de sopa contiene una.

Veamos unos cuantos ejemplos:

- Una patata horneada = 1 punto
- Una patata horneada con margarina = -1
- Una patata horneada con mantequilla = 1
- Puré de patatas de sobre = -1
- Puré de patatas hecho en casa = 1
- Avena integral, cocida = 1

- Harina de avena instantánea = -1
- Avena integral con un 1% de leche = -1
- Avena integral con leche entera y miel = 1
- Zanahoria cruda = 1
- Zanahoria cocida = 1
- Zanahoria con azúcar glaseado = -1
- Pechuga de pollo al horno = 1
- *Nuggets* de pollo = -1
- Guisantes de lata = -1
- Sopa casera = 1
- Sopa en lata = -1
- Brócoli rehogado en aceite virgen de coco = 1
- Huevo frito en aceite de maíz = -1
- Una rebanada de pan integral de trigo con mantequilla = 1
- Una rebanada de pan integral de trigo y mermelada = -1

¿Entendiste la idea? Ahora vamos a hablar sobre combinaciones de alimentos. La mejor manera de hacer esto es mirar un ejemplo: un sándwich de pavo con dos rebanadas de pan blanco, una cucharada de mayonesa, dos rodajas de tomate, una hoja de lechuga y unos 60 gr de fiambre de pavo. Este ejercicio se volvería muy engorroso si tratáramos de contar uno a uno los ingredientes de la comida e intentásemos calcular el tamaño de la porción de cada uno. Es mucho más fácil tomar todo el sándwich en conjunto. Primero tenemos que decidir si el sándwich va a contar como un solo alimento natural o no. Como contiene pan blanco y el fiambre de pavo, evidentemente no. Luego tienes que calcular el tamaño de la ración. Dos rebanadas de pan constituyen dos raciones, lo que te da -2 puntos. Ninguno de los ingredientes del sándwich es equiparable a una ración completa individual, de manera que cuéntalos como una mezcla alimenticia. Como uno de los ingredientes del relleno es procesado (fiambre), el relleno entero nos da -1 punto. El sándwich tiene un total de -3 puntos.

Si estuviera hecho de pan integral de trigo, el total sería 1 (2 por las dos rebanadas de pan integral de trigo y -1 por el fiambre). Si reemplazáramos el fiambre de pavo por auténticos filetes de pavo, el total sería 3. Si añades una ración de patatas fritas (-1), el total desciende a 2.

Ahora digamos que vas al área de restauración del centro comercial y pides un plato de pollo *chow mein*. En primer lugar, ¿¿¿cómo se te ocurre??? La comida rápida, y de hecho casi toda la comida de los restaurantes, casi siempre está hecha con ingredientes procesados. Bueno, a cualquiera puede pasarle. De acuerdo, podrías tratar de adivinar todo lo que hay en el plato —pollo, setas, brotes de soja, fideos, etc., además del plato de arroz de guarnición— y calcular las raciones de cada uno. Pero esto sería muy complicado. Trátalo como un plato mezclado y calcula la guarnición por separado. Calcula el tamaño de la ración de la mezcla de pollo y verduras. Digamos una taza y media. Lo redondearemos a dos tazas para un total de -2 puntos.

Aunque puedes ver sobre todo pollo y verduras en el plato, hay muchos ingredientes ocultos, como aceite de soja, jarabe de maíz alto en fructosa, potenciadores del sabor, almidón de maíz, etc. Este es un alimento procesado, de ahí que reciba -2 puntos.

Lo siguiente que tenemos que hacer es calcular la guarnición de arroz. El arroz que se sirve en los restaurantes es casi siempre arroz *blanco*, un cereal procesado. El arroz frito también se hace con arroz blanco. Ten cuidado con las raciones. Una ración de arroz, según nuestras reglas, es una taza. Si comes una taza y media, que suele ser la media en los restaurantes chinos, entonces son -2 puntos. El total de la comida es -4 puntos.

¿Qué sucede si en lugar de por el pollo *chow mein* te decides por pedir cuatro McNuggets de pollo y unas patatas de tamaño pequeño en McDonald's? Cuenta todos los McNuggets como una ración y las patatas como otra (-2 en total). Si comes los cuatro McNuggets y luego decides pedir más, son dos raciones. Y no pretendas que un pedido de patatas fritas de tamaño extra pase por una sola ración; cuéntalo como -2.

La mayoría de las raciones de los restaurantes son *enormes*. Solo porque la Cheesecake Factory te sirve un trozo de pastel de queso de aproximadamente 450 gr, o aproximadamente 900 gr de pasta en un plato del tamaño de una bandeja... ¡no significa que eso sea una ración! Añade o sustrae puntos por ración.

¿Has entendido la idea? Obviamente hay mucho margen para el error, especialmente con el tamaño de las raciones, ya que estos normalmente serán cálculos aproximados. Está bien así. Esto no es un experimento científico. Es un ejercicio (una ayuda para el aprendizaje) para ayudarte a pensar sobre los alimentos que consumes y animarte a tomar decisiones alimenticias más sanas. Este sistema obviamente no es perfecto, pero constituye una herramienta excelente para enseñar a quienes están empezando a aprender la diferencia entre alimentos procesados e naturales.

Al puntuar sé totalmente sincero. Este ejercicio es para ayudarte. No estás compitiendo con nadie. Te interesa hacer un recuento honesto. Si obtienes una puntuación baja, o incluso negativa, tómalo como una fuente de información. Aprende de ello y úsalo de una manera que te ayude a mejorar.

Apunta el número de puntos por cada comida y cada aperitivo diariamente. Al final de los siete días cuenta el total de puntos. Compara ese total con las siguientes puntuaciones.

Puntuación de la prueba de los siete días

- 60 o más puntos: excelente. Estás camino de conseguir una salud mejor.
- 20-59 puntos: bien. Estás aprendiendo a elegir bien.
- 10-19 puntos: hace falta mejorar. Sigue esforzándote por elegir mejores alimentos.
- 0-10 puntos: los problemas están a la vuelta de la esquina.
- -1 o menos puntos: ¡llama a la ambulancia! ¿Hay que añadir algo más?

¿Qué tal te ha ido? ¿Estás en el buen camino? Si no, sigue trabajando en ello. Para la mayoría de la gente, pasar a una dieta de alimentos naturales es un reto. No tienes que hacerlo de golpe. Puedes hacer el cambio gradualmente y acostumbrarte a la nueva manera de comer. Con el tiempo, se convertirá en un hábito.

El propósito del ejercicio anterior es enseñarte acerca de los alimentos naturales y sobre cómo hacer elecciones alimenticias inteligentes. Sin embargo, no es exactamente lo mismo que la dieta antiartritis recomendada en el capítulo 7. Aunque es una buena dieta para quienes sufren artritis, *la dieta de alimentos naturales baja en hidratos de carbono* va un paso más allá, ya que con ella comes alimentos naturales como se describe aquí, pero restringes los alimentos altos en hidratos de carbono como cereales, endulzantes naturales, y frutas y verduras ricas en almidón.

Los alimentos ricos en hidratos de carbono, incluso cuando son alimentos naturales, pueden alimentar a las bacterias perjudiciales de la boca y de los intestinos. Reducir la cantidad de estos alimentos en tu dieta será beneficioso en tu batalla para conquistar la artritis. Una vez que hayas alcanzado los resultados que deseas, puedes incrementar tu consumo de hidratos de carbono.

ALIMENTOS INTEGRALES Y ALIMENTOS PROCESADOS

Los alimentos integrales son los que puedes atrapar, recoger, cultivar, extraer, o hacer en casa empleando los utensilios habituales de cocina. Cualquier alimento que sea cocinado, alterado químicamente, o que haya pasado por un proceso de refinado y se venda en una lata, plástico, caja u otro tipo de recipiente cerrado es un alimento procesado.

Notas

Capítulo 2. Las múltiples caras de la artritis

1. Swedberg, J.A. y Steinbauer, J.R. «La osteoartritis». *American Family Physician* 1992; 45(2): 557-568.
2. Head, J. «La osteoartritis en su relación con la infección bucal». *Journal of Bone and Joint Surgery* 1915; S2-13: 71-85.
3. Ramiro, I. y otros. «La osteoartritis proliferativa y la osteoartrosis en 15 serpientes». *Journal of Zoo and Wildlife Medicine* 2000; 31: 20-27.
4. Kramer, H. M. y Curhan, G. «La asociación entre gota y nefrolitiasis: encuesta sobre el III examen nacional de nutrición y salud,1988-1994». *Am J of Kid Dis* 2002;40: 37-42.
5. Kramer, J. H. y otros. «La asociación entre gota y nefroliatiasis en hombres: estudio de seguimiento de profesionales de la salud». *Kidney International* 2003; 64: 1022-1026.
6. Ebringer, A. «La hipótesis de la tolerancia cruzada. HLA-B27 y espondilitis anquilosante». *Br J Rheumatol* 1983; 22(supl 2): 53-66.
7. Geczy, A. F. y otros. «HLA-B27, *Klebsiella* y espondilitis anquilosante: estudios biológicos y químicos». *Immunol Rev* 1983; 70: 23-50.

8. Aho, K. y otros. «HL-A27 en artritis reactiva tras una infección». *Ann Rheum Dis* 1975; 34: 29-30.
9. Ebringer, R.W. y otros. «Estudios secuenciales sobre la espondilitis anquilosante: asociación de *Klebsiella pneumoniae* y enfermedad activa». *Ann Rheum Dis* 1978; 37: 146-151.
10. Nuki, G. «La espondilitis anquilosante, HLA B27 y más allá». *Lancet* 1998; 1: 767-769.
11. Hakansson, U. y otros. «HLA antígeno B27 en casos de afecciones de articulaciones en un brote de salmonelosis». *Scand J Infect Dis* 1976; 8: 245-248.
12. Ablin, J. N. y otros. «Fibromialgia, infección y vacunación: dos piezas más del rompecabezas etiológico». *J Autoimmun* 2006; 27: 145-152.
13. Buskila, D. y otros. «Etiología de la fibromialgia: el posible papel de la infección y la vacunación». *Autoimmun Rev* 2008; 8: 41-43.

Capítulo 3. ¿Qué causa la artritis?
1. Brooks, P. M. y otros. «NSAID y osteoartritis, ayuda u obstáculo». *J Rheumatol* 1982; 9: 3-5.
2. Newman, N. M. y Ling, R.S.M. «Destrucción ósea acetabular relacionada con fármacos no esteroidales antiinflamatorios». *Lancet* 1985; II; 11-13.
3. Moseley, J. B. y otros. «Una prueba controlada de cirugía artroscópica para la osteoartritis de la rodilla». *New England Journal of Medicine* 2002; 347: 81-88.
4. Volpe, A. y otros. «Artritis chikungunya: informe de 6 casos». *Reumatismo* 2008; 60: 136-140.
5. Kessel, S. y Wittenberg, C. E. «Infección articular en un joven paciente causada por *Streptococcus uberis*, un patógeno de mastitis bovina, informe de un caso». *Z Othop Unfall* 2008; 146: 507-509.
6. De Almeida, A. E. y otros. «Artritis séptica debida a la gripe Haemophilus serotipo a en la era posvacuna en Brasil». *J Med Microbiol* 2008; 57: 1311-1312.
7. Kathresal, A. y otros. «Un caso raro de artritis cándida en un paciente de hemodiálisis». *Am J Med Sci* 2008; 336: 437-440.
8. Moser, C. y otros. «Artritis infecciosa: secuenciación del gen bacteriano 23S rRNA como método de diagnóstico suplementario». *Open Microbiol J* 2008; 2: 85-88.

9. Fe Marques, A. y otros. «Artritis séptica de la rodilla debido a *Prevotella loescheii* tras la extracción de una muela». *Med Oral Patol Oral Cir Bucal* 2008; 13: E505-E507.

10. Vera, M. Jr. y otros. «Profilaxis antimicrobiana en cirugía oral y procedimientos dentales». *Med Oral Patol Oral Cir Bucal* 2007; 12: E44-E52.

11. Fitzgerald, R. H. y otros. «Artritis séptica anaeróbica». *Clin Orthop Relat Res* 1982; 164: 141-148.

12. Nolla, J. M. y otros. «Piartrosis en pacientes con artritis reumatoide: un análisis detallado de 10 casos y revisión bibliográfica». *Semin Arthritis Rheum* 2000; 30: 121-126.

13. Aderinto, J. y otros. «Fase inicial de la sífilis: una causa de monoartritis de la rodilla». *Ann R Coll Surg Engl* 2008; 90: W1-W3.

14. Rojo, C. W. y otros. «Prevalencia y factores asociados con el virus del papiloma humano cervical en pacientes con artritis reumatoide». *Ginecol Obstet Mex* 2008; 76: 9-17.

15. Rohekar, S. y otros. «Artritis reactiva aguda sintomática tras un brote de salmonela». *J Rheumatol* 2008; 35: 1599-1602.

16. Vaahtovuo, J. y otros. «Microbiota fecal en la fase inicial de la artritis reumatoide». *J Rheumatol* 2008; 35: 1477-1479.

17. Sipahi, O. R. y otros. «Infección articular protésica/artritis séptica asociada al *Streptococcus equismillis*». *Mikrobiyol Bul* 2008; 42: 515-518.

18. Cole, B. C. y Griffiths, M. M. «Activación y agravamiento de la artritis autoinmune por el superantígeno MAM *Mycoplasma arthritidis*». *Arthritis and Rheumatism* 1993; 36: 994-1002.

19. Senior, B. W., y otros. «Evidencia de que los pacientes con artritis reumatoide tienen *Proteus mirabilis bacteriuria* asintomática "no significativa" más frecuentemente que los grupos de control sanos». *J Infect* 1999; 38: 99-106.

20. *Ibid.*

21. Ebringer, A. y Rashid, T. «La artritis reumatoide es una enfermedad autoinmune provocada por la infección del conducto urinario Proteus». *Clin Dev Immunol* 2006; 13 :41-48.

22. Toivanen, A. «Alfavirus: ¿una causa emergente de artritis?» *Curr Opin Rheumatol* 2008; 20: 486-490.

23. Kobayashi, S. y otros. «Aspectos moleculares de la artritis reumatoide: el papel de los factores ambientales». *FEBS J* 2008; 275: 4456-4462.

24. Bokarewa, M. y otros. «El RNAds artritogénico está presente en el líquido sinovial de los pacientes de artritis reumatoide con una enfermedad de curso erosivo». *Eur J Immunol* 2008; 38: 3237-3244.

25. Amital, H. y otros. «El papel de los agentes infecciosos en las enfermedades reumáticas sistémicas». *Clin Exp Rheumatol* 2008; 26: S27-S32.

26. Kozireva, S. V. y otros. «Incidencia y significación clínica de la infección por el parvovirus B19 en pacientes con artritis reumatoide». *J Rheumatol* 2008; 35: 1265-1270.

27. Rashid, T. y Ebringer, A. «La espondilitis anquilosante está ligada a la *Klebsiella*, la prueba». *Clin Rheumatol* 2007; 26: 858-864.

28. Amanai, T. y otros. «Análisis micro-CT de osteoartritis cándida experimental en ratas». *Mycopathologia* 2008; 166: 133-141.

29. Yagupsky, P. «Trimethoprim-sulfamethoxazole para osteoartritis causada por el *Staphylococcus aureus* o la *Kingella kingae*». *Pediatr Infect Dis J* 2008; 27: 1042-1043.

30. Luna-Pizarro, D. y otros. «Monoartritis de la rodilla con lesiones infrecuentes en adultos asociada con la infección del virus *Varicella zoster*». *Arthroscopy* 2009; 25: 106-108.

31. Rozin, A. «¿Es la osteoartritis una enfermedad asociada a la infección y un objetivo para la quimoterapia?». *Chemotherapy* 2007; 53: 1-9.

32. Mahilton, M. E. y otros. «Gota y piartrosis simultáneas». *Arch Intern Med* 1980; 140: 917-919.

33. O'Connell, P. G. y otros. «Gota coexistente y artritis séptica: un informe de dos casos y revisión bibliográfica». *Clin Exp Rheumatol* 1985; 3: 265-267.

34. Edwards, G. S. Jr y Russell, I. J. «Complicación de gota por artritis neumococo. Informe de caso y revisión bibliográfica». *J Rheumatol* 1980; 7: 907-910.

35. Benjamin, C. M. y otros. «Síntomas en articulaciones y miembros de niños tras inmunización con vacuna de sarampión, papera y rubéola». *British Medical Journal* 1992; 304: 1075-1078.

36. Mitchell, L. A. y otros. "Artropatía asociada a la vacuna para la rubéola crónica». *Archives of Internal Medicine* 1993; 153 :2268-2274.

37. Nussinovitch, M. y otros «Artritis tras la vacunación de la parotiditis y el sarampión». *Arch Dis Child* 1995; 72: 348-349.

38. Ogra, P. L. y otros. «Infección del virus de la rubéola en la artritis reumatoide juvenil». *Lancet* 1975; 24: 1157-1161.

39. Pattison, E. y otros. «Factores ambientales de riesgo para el desarrollo de la artritis psoriásica: resultados de un estudio y controles». *Ann Rheum Dis* 2008; 67: 672-676.

40. Geier, D. A. y Geier, M. R. «Vacuna de la rubéola y reacciones artríticas adversas: un análisis de la base de datos del sistema de información sobre eventos adversos a una vacuna (VAERS) de 1991 hasta 1998». *Clin Exp Rheumatol* 2001; 19: 724-726.

41. Mitchell, L. A. y otros. «Artropatía asociada con vacuna del virus de la rubéola en el posparto de mujeres inmunizadas: influencia del estado serológico de preinmunización en el desarrollo de las manifestaciones articulares». *J Rheumatol* 2000; 27: 418-423.

42. Valenzuela-Suárez, H. y otros. «Un hombre de setenta y cuatro años con hiperemia conjunctiva bilateral, síntomas urinarios y artritis reactiva secundaria tras la administración de la vacuna BCG». *Gac Med Mex* 2008; 144: 345-347.

43. De Almeida, A. E. y otros. «Artritis séptica debida al serotipo a de la gripe *Haemophilus* en la era posvacuna en Brasil». *J Med Microbiol* 2008; 57: 1311-1312.

44. Dudelzak, J. y otros. «Inicio de psoriasis y artritis psoriásica en un paciente tratado con inmunoterapia bacilo Calmette-Guerin (BCG)». *J Drugs Dermatol* 2008; 7: 684.

45. Tinazzi, E. y otros. «Artritis reactiva tras la inmunoterapia BCG para carcinoma de vejiga». *Clin Rheumatol* 2005; 24: 425-427.

46. Garyfallou, G. T. «Sepsis micobacteriana tras la instilación intravesical del bacilo Calmette-Guerin». *Acad Emerg Med* 1996; 3: 157-160.

47. Hirayama, T. y otros. «Púrpura anaflactoide tras terapia intravesical empleando el bacilo Calmette-Guerin para cáncer de vejiga superficial». *Hinyokika Kiyo* 2008; 54: 127-129.

48. Bruce, M. G. y otros. «Epidemiología de la gripe *Haemophilus serotypea*, North American Artic, 2000-2005». *Emerg Infect Dis* 2008; 14: 48-55.

49. Thoon, K. C. y otros. «Epidemiología de la gripe *Haemophilus* invasiva tipo b en los niños de Singapur, 1994-2003». *Vaccine* 2007; 25: 6482-6489.

50. Schattner, A. «¿Consecuencia o coincidencia? La ocurrencia, patogénesis y significado de las manifestaciones autoinmunes tras las vacunas virales». *Vaccine* 2005; 23: 3876-3886.

51. Shoenfeld, Y. y Aron-Maor, A. «Vacunación y autoinmunidad-"vacunosis": ¿una relación peligrosa?» *J Autoimmun* 2000 ;14: 1-10.
52. Paterson, D. L. y Patel, A. «Inmunoterapia del bacilo Calmette-Guerin (BCG) para cáncer de vejiga: análisis de las complicaciones y su tratamiento». *Aust N Z J Surg* 1998; 68: 340-344.
53. Gluck, T. y Muller-Ladner, U. «Vacunación en pacientes con enfermedades reumáticas o autoinmunitarias crónicas». *Clin Infect Dis* 2008; 46: 1459-1465.
54. Amanai, T. y otros. «Micro-CT análisis de osteoartritis cándida experimental en ratas». *Mycopathologia* 2008; 166: 133-141.
55. Kathresal, A. «Un caso infrecuente de artritis cándida en un paciente con hemodiálisis». *Am J Med Sci* 2008; 336: 437-440.
56. Choi, B. K. y otros. «Diversidad de las espiroquetas orales cultivables e incultivables de un paciente con periodontitis destructiva grave». *Infection and Immunity* 1994; 62: 1889-1895.
57. Matsuzaki, K. «Mecanismos de acción molecular y reconocimiento de membrana por parte de los péptidos antimicrobianos que actúan en la membrana». *Yakugaku Zasshi* 1997; 117: 253-264.
58. Kondo, E. y Kanai, K. «Actividad bacteriana de la fracción de membrane aislada de fagocitos de ratones y su estimulación con melitina». *Jpn J Med Sci Biol* 1986; 39: 9-20.
59. Stocker, J. F. y Traynor, J.R. «La acción de varios venenos en la *Escherichia coli*». *J Appl Bacteriol* 1986; 61: 383-388.
60. Perumal Samy, R. y otros. «Actividad antimicrobiana in vitro de las toxinas naturales y los venenos animales comparada con *Burkholderia pseudomallei*». *BMC Infect Dis* 2006; 6: 100.
61. Lubke, L. L. y Garon, C. F. «El agente antimicrobiano melitina exhibe efectos inhibitorios poderosos in vitro en la espiroqueta de las enfermedades de Lyme». *Clin Infect Dis* 1997; 25: S48-51.
62. Boutrin, M. C. y otros. «Los efectos del veneno de las abejas (*Apis meliifera*) fosfolipasa A2 en *Trypanosoma brucei brucei* y enterobacteria». *Exp Parasitol* 2008; 119: 246-251.
63. Esser, A. F. y otros. «Desmembramiento de las membranas virales por complemento independiente de la formación del canal». *Proc Natl Acad Sci USA* 1979; 76: 5843-5847.
64. Yasin, B. y otros. «Evaluación de la inactivación del virus infeccioso *herpes simplex* por péptidos de defensa del huésped». *Eur J Clin Microbiol Infect Dis* 2000; 19: 187-194.

65. Fenard, D. y otros. «Fosfolipadas segregadas A(2), una nueva clase de inhibidores de VIH que bloquean la entrada del virus en las células huésped». *J Clin Invest* 1999; 104: 611-618.

66. Deregnaucourt, C. y Schrevel, J. «El veneno de abeja fosfolipasa A2 causa detención del crecimiento en periodos específicos del *Plasmodium falciparum* intraeritrocitario vía modificaciones de los componentes del suero humano». *J Biol Chem* 2000; 275: 39973-39980.

67. Boman, H. G. y otros. «Propiedades antibacterianas y antimalaria de los péptidos híbridos cecropina-melitina». *FEBS Lett* 1989; 259: 103-106.

68. Choi, S. H. y Kang, S. S. «El efecto terapéutico del veneno en cerdas con síndrome hipogalactia posparto». *J Vet Sci* 2001; 2: 121-124.

69. Choi, S. H. y otros. Efecto de apiterapia en lechones con diarrea en el periodo previo al destete». *Am J Clin Med* 2003; 31: 321-326.

70. Kang, S. S. y otros. «El efecto del veneno puro de abeja en la artritis». *Am J Chin Med* 2002; 30: 73-80.

71. Lee, J. Y. y otros. «Efecto inhibitorio del veneno puro de abeja en artritis adyuvante inducida». *In Vivo* 2005; 19: 801-805.

72. Luo, H. y otros. «Efecto del veneno de abeja en artritis adyuvante inducida en ratas». *Zhong Nan Da Xue Xue Bao Yi Xue Ban* 2006; 31: 948-951.

73. Liu, X. D. y otros. «Estudio clínico aleatorio de la terapia de picaduras de abeja para la artritis reumatoide». *Zhen Ci Yan Jiu* 2008; 33: 197-200.

74. Lee, J. D. y otros. «Una visión general de la acupuntura con veneno de abeja en el tratamiento de la artritis». *Evid Based Complement Alternat Med* 2005; 2: 79-84.

75. Kwon, G. R. «Estudio clínico del tratamiento de la artritis reumatoide con terapia de veneno de abeja». *Proc Congress Kor Med* 1998; 130-131.

76. Wang, O. H. y otros. «Estudio clínico sobre la eficacia de la terapia con veneno de abeja en las rodillas con artritis degenerativa». *J Kor Acu Max Soc* 2001; 18: 35-47.

77. Businco, L., y otros. Artritis y osteítis diseminada por cándida albicans en un niño de dos meses recibiendo nutrición parental. *Acta Paediatr Scand*, 1977;66:393-395.

78. Lossos, I.S., y otros. Artritis séptica de la articulación glenohumeral. Un informe de 11 casos y análisis de la bibliografía. *Medicine (Baltimore)* 1998;77:177-187.

Capítulo 4. La conexión dental
1. Price, W. A. *Dental Infections, Volume II*. La Mesa, CA: Price-Pottenger Nutrition Foundation, 1923.
2. Cecil, R. L. «La bacteriología de las infecciones dentales y su relación con la enfermedad sistémica». *New York State Journal of Medicine* 1932; 32: 1242-1245.
3. Billings, F. «Infecciones focales crónicas y sus relaciones etiológicas con la artritis y la nefritis». *Archives of Internal Medicine* 1912; 9: 484-453.
4. Price, W. A. *Dental Infections, Volumes I and II*. La Mesa, CA: Price-PottengerNutrition Foundation, 1923.
5. Price, W. A. *Dental Infections, Volume I*. La Mesa, CA: Price-Pottenger Nutrition Foundation, 1923.
6. Miluls, T. R. y otros. «Respuestas de los anticuerpos a *porphyromas gingivalis* (*P. gingivalis*) en sujetos con artritis reumatoide y periodontitis». *Int Immunopharmacol* 2009; 9: 38-42.
7. Moen, K. y otros. «La inflamación sinovial en artritis reumatoide activa y artritis psoriásica facilita la caza de varios ADN bacterianos orales». *Clin Exp Rheumatol* 2006; 24: 656-663.
8. Sonsale, P. D. y otros. «Artritis de la rodilla debido a *Fusobacterium necrophorum*». *J Clin Microbiol* 2004; 42: 3369-3370.
9. Flesher, S. A. y Bottone, E. J. «Celulitis y artritis de la rodilla causada por *eikenella corrodens*». *J Clin Microbiol* 1989; 27: 2606-2608.
10. Steingruber, I. y otros. «Infección de una artroplastia total de cadera con *Prevotella loeschii*». *Clin Orthop Relat Res* 2004; 418: 222-224.
11. Pischon, N. y otros. «Asociación entre artritis reumatoide, higiene oral y periodontitis». *J Periodontol* 2008; 79: 979-986.
12. De Pablo, P. y otros. «Asociación de enfermedad periodontal y caída de dientes con la artritis reumatoide en la población de EE. UU». *J Rheumatol* 2008; 35: 70-76.
13. Kasser, U. R. y otros. «Riesgos de enfermedad periodontal en pacientes con artritis reumatoide de larga duración». *Arthritis Rheum* 1997; 40: 2248-2251.

14. Nilsson, M. y Kopp, S. «Gingivitis y periodontitis están relacionadas con niveles altos repetidos de factor alfa de necrosis tumoral en pacientes con artritis reumatoide». *J Periodontal* 2008; 79: 1689-1696.

15. Ogrendik, M. «Bacterias periodontopáticas y artritis reumatoide: ¿existe una conexión?». *J Clin Rheumatol* 2008; 14: 310-311.».

16. Pers, J. O. y otros. «La inmunoterapia TNF-alfa está asociada con un incremento de la inflamación gingival sin pérdida clínica de adhesión en sujetos con artritis reumatoide». *J Periodontol* 2008; 79: 1645-1651.

17. Thé, J. y Ebersole, J. L. «Distribución del factor reumatoide (RF) en la enfermedad periodontal». *J Clin Immunol* 1991; 11: 132-142.

18. Mercado, F.B. y otros. «Relación entre artritis reumatoide y periodontitis». *J Periodontal* 2001; 72: 779-787.

19. Havemose-Poulsen, A. y otros. «Características periodontales y hematológicas asociadas con periodontitis agresiva, artritis idiopática juvenil y artritis reumatoide». *J Periodontol* 2006; 77: 280-288.

20. Bartold, P. M. y otros. «Periodontitis y artritis reumatoide: un análisis». *J Periodontal* 2005; 76: 2066-2074.

21. Rosenstein, E. D. y otros. «Hipótesis: la respuesta inmunitaria humoral a las bacterias orales proporciona un estímulo para el desarrollo de la artritis reumatoide». *Inflammation* 2004; 28: 311-318.

22. Ramamurthy, N. S. y otros. «La artritis experimental en las ratas provoca biomarcadores de periodontitis que mejoran con la terapia genética con inhibidor de tejido de metaloproteínas de matriz». *J Periodontol* 2005; 76: 229-233.

23. Ogrendik, M. y otros. «Anticuerpos séricos para las bacterias anaeróbicas en pacientes con artristis reumatoide». *MedGenMed* 2005; 7: 2-11.

24. De Pablo, P. y otros. «Asociación de enfermedad periodontal y caída de dientes con la artritis reumatoide en la población de Estados Unidos». *J Rheumatol* 2008; 35: 70-76.

25. Bartold, P. M. y otros. «Periodontitis y artritis reumatoide; un análisis». *J Periodontiol* 2005; 76: 2066-2074.

26. Al-Katma, M. K. y otros. El control de la infección periodontal reduce la gravedad de la artritis reumatoide activa». *J Clin Rheumatol* 2007; 13: 134-137.

27. Endresen, G. K. «Infección sanguínea por micoplasma en los síndromes de fatiga crónica y fibromialgia». *Rheumatol Int* 2003; 23: 211-215.
28. Lindqvist, C. y Slatis, P. «Bacteremia dental, ¿una causa olvidada de las infecciones artroplásticas? Tres casos de caderas». *Acta Orthop Scan* 1985; 56: 506-508.
29. Waldman, B. J. y otros. «Infecciones artoplásticas de toda la rodilla asociadas con intervenciones dentales». *Clin Orthop Relat Res* 1997; 343: 164-172.
30. Kingston, R. y otros. «Profilaxis antibiótica para los procedimientos dentales o urológicos tras el remplazo de una cadera o rodilla». *J Infect* 2002; 45: 243-245.

Capítulo 5. La raíz del problema
1. Meinnig, G. E. *Root Canal Cover-Up*. La Mesa, CA: Price-Pottenger NutritionFoundation, 1994.
2. Fardy, C. H. y otros. «Síndrome del *shock* tóxico secundario a un absceso dental». *International Journal of Oral and Maxillofacial Surgery*.1999; 28: 60-61.
3. Price, W. A. *Dental Infections, Volume I*. La Mesa, CA :Price-Pottenger Nutrition Foundation, 1923.
4. Ebringer, A. y Rashid, T. «La artritis reumatoide es una enfermedad autoinmunitaria provocada por una infección de proteus en el conducto urinario». *Clin Dev Immunol* 2006; 13: 41-48.
5. Amith, H. V. y otros. «Efecto de la desintoxicación con aceite (*Oil pulling*) en la placa dental y la gingivitis». *JOHCD* 2007; 1: 12-18.

Capítulo 6. El antibiótico de la naturaleza.
1. Isaacs, C. E. y Thormar, H. E «El papel de los lípidos antimicrobianos derivados de la leche como agentes antivirales y antibacterianos». *Immunology of Milk and the Neonate* (Mestecky, J. y otros, eds) 1991, Plenum Press.
2. Isaacs, C. E. y Thormar, H. «El papel de los lípidos antimicrobianos derivados de la leche como agentes antivirales y antibacterianos». *Adv Exp Med Biol* 1991; 310: 159-165.
3. Isaacs, C. E. y otros. «Lípidos antivirales y antibacterianos en la leche humana y alimentación con leche en polvo para bebés». *Arch Dis Child* 1990; 65: 861-864.

4. Bergsson, G. y otros. «Inactivación in vitro de *chlamydia trachomatis* por ácidos grasos y monoglicéridos». *Antimicrobial Agents and Chemotherapy* 1998; 42: 2290-2292.

5. Petschow, B. W. y otros. «Susceptibilidad del *helicobacter pylori* a las propiedades bactericidas de los monoglicéridos de cadena media y los ácidos grasos libres». *Antimicrobial Agents and Chemotherapy* 1996; 40; 302-306.

6. Holland, K. T. y otros. «El efecto del glicerol monolaurato en el crecimiento y producción de la toxina-1 síndrome del *shock* tóxico y lipasa por *staphylococcus aureus*». *Journal of Antimicrobial Chemotherapy* 1994; 33: 41-55.

7. Sun, C. Q. y otros. «Acciones antibacterianas de ácidos grasos y monoglicéridos contra *Helicobacter pylori*». *FEMS Immunol Med Microbiol* 2003; 36: 9-17.

8. Bergsson, G. y otros. «Eliminación de cocci Gram-positivo por ácidos grasos y monoglicéridos». *APMIS* 2001; 109: 670-678.

9. Bergsson, G. y otros. «Susceptibilidades in vitro de gonorrea *Neisseria* a ácidos grasos y monoglicéridos». *Antimicrob Agents Chemother* 1999; 43: 2790-2792.

10. Ogbolu, D. O. y otros, «Propiedades antimicrobianas in vitro del aceite de coco en la especie cándida en Ibadan, Nigeria». *J Med Food* 2007; 10: 384-387.

11. Bergsson, G. y otros. «Eliminación in vitro de *candida albicans* por ácidos grasos y monoglicéridos». *Antimicrob Agents Chemother* 2001; 45: 3209-3212.

12. Chadeganipour, M. y Haims, A. «Actividades antifungicidas del ácido pelargónico y el ácido cáprico en el *miscrosporum gypseum*». *Mycoses* 2001; 44: 109-112.

13. Isaacs, E. E. y otros. «Inactivación de virus con envoltura en flujos corporales de lípido purificado». *Annals of the New York Academy of Sciences* 1994; 724: 465-471.

14. Bartolotta, S. y otros. «Efecto de los ácidos grasos en la reproducción de arenavirus: inhibición de la producción del virus por ácido láurico». *Arch Virol* 2001; 146: 777-790.

15. Thormar, H. y otros. «Inactivación de virus visna y otros virus con envoltura por ácidos grasos libres y monoglicéridos». *Ann NY Acad Sci* 1994; 724: 465-471.

16. Hornung, B. y otros. «El ácido láurico inhibe la maduración del virus de la estomatitis vesicular». *J Gen Virol* 1994; 75: 353-361.

17. Thormar, H. y otros. «Inactivación de virus con envoltura y eliminación de células por los ácios grasos y los monoglicéridos». *Antimicrob Agents Chemother* 1987; 31: 27-31.
18. Vázquez, C. y otros. «Sustitución eucalórica de triglicéridos de cadena media por cadenas dietéticas largas de ácidos grasos mejora la composición corporal y el perfil lípido de un paciente con lipodistrofia causada por el virus de la inmunodeficiencia humana». *Nutr Hosp* 2006; 21: 552-555.
19. Wanke, C. A. y otros. «Una dieta basada en triglicéridos de media cadena en pacientes con VIH y diarrea crónica reduce la diarrea y la malabsorción: un ensayo controlado prospectivo». *Nutrition* 1996; 12: 766-771.
20. Thormar, H. y otros. «Los hidrogeles que contienen monocaprin tienen una actividad microbicida potente contra los virus y bacterias de transmisión sexual in vitro». *Sex Transm Infect* 1999; 75(3): 181-185.
21. Kabara, J. J. *The Pharmacological Effect of Lipids.* Champaign, IL: The American Oil Chemists' Society, 1978.
22. Fife, B. *The Coconut Oil Miracle.* New York, NY: Avery, 2004. *El milagro del aceite de coco.*
23. http://www.coconutresearchcenter.org/hwnl_5-5.htm.
24. http://www.coconutresearchcenter.com/article10526.pdf.
25. Gordon, S. «El aceite de coco puede ayudar a combatir la neumonía infantil». *US News and World Report*, 30 de octubre de 2008.
26. Ogbolu, D. O. «Propiedades antimicrobianas in vitro del aceite de coco en la especie cándida en Ibada, Nigeria». *J Med Food* 2007; 10: 384-387.
27. Kitahara, T. y otros. «Actividad antimicrobiana de los ácidos grasos saturados y las aminograsas contra el *staphilococcus aureus* resistente a la meticilina». *Biol Pharm Bull* 2004; 27: 1321-1326.
28. Ogbolu, D. O. «Propiedades antimicrobinas in vitro del aceite de coco en la especial cándida en Ibdan, Nigeria». *J Med Food* 2007; 10: 384-387.

Capítulo 7. La dieta antiartritis

1. Ford, N. D. *How to Eat Away Arthritis and Gout.* Parker Pub Co; West Nyack, NY, 1982.
2. McKay, L. y otros. «Efecto de una crema tópica herbal en el dolor y la rigidez de la osteoartritis: un ensayo clínico aleatorio

doble cero controlado con placebo». *J Cllin Rheumatol* 2003; 9: 164-169.

3. Buchanan, H. M. y otros. «¿Es importante la dieta en la artritis reumatoide?» *Br J Rheumatol* 1991; 30: 125-134.

4. Skoldstam, L. y Magnusson, K. E. «Ayuno, permeabilidad intestinal, y artritis reumatoide». *Rheum Dis Clin North Am* 1991; 17: 363-371.

5. Branch-Mays, G. L. y otros. «Los efectos de una dieta reducida en calorías en la inflamación periodontal y la enfermedad en un modelo de primate no humano». *J Periodontal* 2008; 79: 1184-1191.

6. Kjeldsen-Kragh, J. y otros. «Ensayo controlado de ayuno y dieta vegetariana de un año en la artritis reumatoide». *Lancet* 1991; 338: 899-902.

7. Kjeldsen Kragh, J. «Artritis reumatoide tratada con dietas vegetarianas». *Am J Clin Nutr* 1999; 70: 594S-600S.

8. Cleave, T. L. *The Saccharine Disease*. Bristol: John Wright & Sons, 1974.

9. Wang, Y. y otros. «Efecto de los ácidos grasos en lesiones de la médula espinal y el cartílago de la rodilla en sujetos sanos de mediana edad sin osteoartritis clínica de rodilla». *Osteoarthritis and Cartilage* 2008; 16: 579-583.

10. Cheng, T. T. y otros. «Niveles elevados de homocisteína sérica para pacientes de gota»i. *Clin Rheumatol* 2005; 24: 103-106.

11. Jonas, W. B. y otros. «El efecto de la niacinamida en la osteoartritis: un estudio piloto». *Inflamm Res* 1996; 45: 330-334.

12. Wilhelmi, G. «Influencia potencial de la nutrición con suplementos en articulaciones sanas y artríticas. II. Cantidad nutricional, suplementos, contaminación». *ZRheumatol* 1993; 52: 191-200.

13. Travers, R. L. y Rennie, G. C. «Ensayo clínico, boro y artritis. Los resultados de un estudio piloto doble ciego». *Townsend Letter for Doctors* 1990; 6: 360-366.

14. Situnayake, R. D. y otros. «Estado antioxidante de ruptura de cadena en la artritis reumatoide: correlación clínica y de laboratorio». *Annals of the Rheumatic Diseases* 1991; 50: 81-86.

15. Kjeldsen-Kragh, J. y otros. «Inhibición de crecimiento de *Proteus mirabilis* y *Escherichia coli* en la orina en respuesta al ayuno y la dieta vegetariana». *APMIS* 1995; 103: 818-822.

16. Anón. «Investigadores convierten células de grasa en cartílago». *Science Daily*, March 9, 2001.

17. Prior, I. A. y otros. «Colesterol, coco y dieta en los atolones de la Polinesia, un experimento natural; los estudios de las islas Pukapuka y Toklau». *Am J Clin Nutr* 1981; 34: 1552-1561.

Capítulo 8. Reconstruir las articulaciones dañadas

1. Donvanti, A. y otros. «Actividad terapéutica del sulfato de glucosamina oral en la osteoartrosis: una investigación doble cero controlada con placebo». *Clinical Therapeutics* 1980; 3: 266-272.

2. Pujalte, J. M. y otros. «Evaluación clínica doble cero del sulfato de glucosamina oral en el tratamiento básico de la osteoartrosis». *Current Medical Research and Opinion* 1980; 7: 110-114.

3. Shankland, W. E. «Los efectos de la glucosamina y el sulfato de condroitina en la osteoartritis del TMJ: un informe preliminar de 50 pacientes». *Cranio* 1998; 16: 230-235.

4. Centro Nacional para la Medicina Alternativa y Complementaria. «La prueba de intervención de artritis glucosamina/condroitina (GAIT) del Instituto Nacional de Salud». *J Pain Palliat Care Pharmacother* 2008; 22: 39-43.

5. Donvanti, A. y otros. «Actividad terapéutica controlada del sulfato de glucosamina en la osteoartrosis: una investigación doble cero controlada con placebo». *Clinical Therapeutics* 1980; 3: 266-272.

6. Vaz, A. L. «Evaluación clínica doble ciego de la eficacia relativa del ibuprofeno y el sulfato de glucosamina en el tratamiento de la osteoartrosis de la rodilla en pacientes externos». *Curr Med Res Opin* 1982; 8: 145-149.

7. Crolle, G. y D'este, E. «Sulfato de glucosamina para el tratamiento de la artrosis: una investigación clínica controlada».*Curr Med Res Opin* 1980; 7: 104-114.

8. Tapadinhas, M. J. y otros. «Sulfato de glucosamina oral en el tratamiento de la artrosis: informe en una investigación abierta multicentro en Portugal». *Pharmatherapeutica* 1982; 3: 157-168.

9. D'Ambrosia, E.D. y otros. «Sulfato de glucosamina: una investigación clínica controlada en artrosis». *Pharmatherapeutica* 1982; 2: 504-508.

10. Pipitone, V. R. «Condroprotección con sulfato de condroitina». *Drugs in Experimental and Clinical Research* 1991; 17: 3-7.

11. Vaz, A. L. «Evaluación clínica doble cero de la eficacia relativa del ibuprofeno y el sulfato de glucosamina en el tratamiento de la osteoartrosis de la rodilla en pacientes externos. *Curr Med Res Opin* 1982; 8: 145-149.

12. Crolle, G. y D'este, E. «Sulfato de glucosamina para el tratamiento de la artrosis: una investigación clínica controlada». *Curr Med Res Opin* 1980; 7: 104-114.

13. Deal, C. L. y Moskowitz, R.W. «Nutracéuticos como agentes terapéuticos en la osteoartritis. El papel de la glucosamina, el sulfato de condroitina y colágeno hidrolizado». *Rheum Dis Clin North Am* 1999; 25: 379-395.

Capítulo 9. La magia del movimiento
1. Shih, M. y otros. «Actividad física en hombres y mujeres con artritis Encuesta nacional sobre la salud, 2002». *Am J Prev Med* 2006; 30(5): 385-393.

2. Zeller, L. y Sukenik, S. «La asociación entre actividad deportiva y osteoartritis de rodilla». *Harefuah* 2008; 147: 315-319.

3. Hunter, D. J. y Eckstein, F. «Ejercicio y osteoartritis». *J Anat* 2009; 214: 197-207.

4. Penninx, B. W. y otros. «Ejercicio físico y la prevención de la incapacidad en actividades de la vida diaria en personas mayores con osteoartritis». *Arch Intern Med* 2001; 161(19): 2309–2316.

5. Fries, J. F. *Arthritis: A Comprehensive Guide*. Menlo Park, CA: Addison Wesley, 1979.

6. Carter, Albert E. «Comunicación personal».

7. Carter, A. *The New Miracles of Rebound Exercise*. Orem, Utah: National Institute of Reboundology and Health,1988.

Capítulo 10. Aligera tu carga
1. Anderson, J. J. y Felson, D.T. «Factores asociados con la osteoartritis de la rodilla en la primera Encuesta nacional de examen de nutrición y salud (HANES I). Evidencia para una asociación con el sobrepeso, raza, y demandas físicas del trabajo». *Am J Epidem* 1988; 128: 179-189.

2. Traut, E. F. y Thrift, C. B. «Obesidad en la artritis: factores relacionados, factores dietéticos». *Journal of the American Geriatric Society* 1969; 17: 710-717.

3. Felson, D. T. y otros. «La pérdida de peso reduce el riesgo de la osteoartritis sintomática de rodilla en las mujeres: el estudio Framingham». *Annals of Internal Medicine* 1992; 116: 535-539
4. Christensen, R. y otros. «Pérdida de peso: ¿tratamiento preferido para la osteoartritis? Una prueba aleatoria». *Osteoarthritis Cartilage* 2005; 13: 20-27.
5. St. Onge, M. y Jones, P. «Efectos fisiológicos de los triglicéridos: agentes potenciales de la prevención de la obesidad». *J. Nutr.* 132; 329-332.
6. Lenoir, M. y otros. «La dulzura intensa sobrepasa la gratificación de la cocaína». *PLoS ONE*, 1 de agosto de 2007.

Capítulo 11. Antiinflamatorios
1. Srivastava, K. C. y Mustafa, T. «Ginger (*Zingiber officinale*) en reumatismo y trastornos musculoesqueléticos». *Medical Hypotheses* 1992; 39: 342-348.
2. Aggarwal, B. B. y Sung, B. «Base farmacológica para el papel de la curcumina en las enfermedades crónicas: una especia ancestral para unos objetivos modernos». *Trends Pharmacol Sci* 2009; 30: 85-94.
3. Aggarwal, B. B. y otros. «La curcumina: el oro sólido de la India». *Adv Exp Med Biol* 2007; 595: 1-75.
4. Funk, J. L. y otros. «Eficacia y mecanismo de acción de los suplementos de cúrcuma en el tratamiento de la artritis experimental». *Arthritis Rheum* 2006; 54: 3452-3464.
5. Jagetia, G. C. y Aggarwal, B. B. «"Aderezando" el sistema inmunitario con la curcumina». *J Clin Immunol* 2007; 27: 19-35.
6. Altman, R. D. y Marcussen, K. C. «Efectos de un extracto de jengibre en el dolor de rodilla de pacientes con osteoartritis». *Arthritis Rheum* 2001; 44: 2531-2538.
7. Srivastava, K. C. y Mustafa, T. «Ginger (*Zingiber officinale*) en el reumatismo y en los trastornos musculoesqueléticos». *Medical Hypotheses* 1992; 39: 342-348.
8. Jacob, R. A. y otros. «El consumo de cerezas disminuye el urato plasmático en las mujeres sanas». *J Nutr* 2003; 133: 1826-1829.
9. He, Y. H. y otros. «Efectos antiinflamatorios y antioxidantes de las cerezas en la artritis inducida por adyuvante de Freund». *Scand J Rheumatol* 2006; 35: 356-358.

10. Marcason, W. «¿Cuál es la última investigación acerca de las cerezas y el tratamiento de la artritis reumatoide?» *J Am Diet Assoc* 2007; 107: 1686.

11. Shukitt-Hale, B. y otros. «Suplemento alimenticio de bayas y envejecimiento cerebral». *J Agric Food Chem* 2008; 56: 636-641.

12. Rakhimov, M. R. «Actividad antiinflamatoria de la papaína doméstica». *Eksp Klin Farmakol* 2001; 64: 48-49.

13. Lansky, E. P. y otros. «*Ficus spp.* (fig): etnobotánica y potencial como agentes anticancerígenos y antiinflamatorios». *J Ethnopharmacol* 2008; 119: 195-213.

14. Garrrido, G. y otros. «Actividad antiinflamatoria del extracto de *Mangifera indica L.* in vitro e in vivo (VIMANG)». *Pharmacol Res* 2004; 50: 143-149.

15. Tassman, G. C. «Estudio cruzado doble ciego de una enzima proteolítica de una planta en cirugía oral». *Journal of Dental Medicine* 1956; 20: 51-53.

16. Cohen, A. y Goldman, J. «Terapia de bromelina en la artritis reumatoide». *Penn Med J* 1964; 67: 27-30.

17. Brien, S. y otros. «Bromelina como tratamiento para la osteoartritis: una crítica de los estudios clínicos». *Annals of Oncology* 2004; 1: 251-257.

18. Kim, A. J. y Park, S. «Los suplementos de extracto de mora mejoran los parámetros hematológicos relacionados con la inflamación en ratas con artritis inducida por carragenanos». *J Med Food* 2006; 9: 431-435.

19. Khanna, D. y otros. «Productos naturales como mina de oro para el tratamiento de la artritis». *Curr Opin Pharmacol* 2007; 7: 344-351.

20. Jang, S. y otros. «La luteolina reduce la producción de IL-6 en microglia inhibiendo la fosforilación JNK y la activación AP-1». *Proc Natl Acad Sci USA* 2008; 105: 7534-7539.

Índice temático

Índice